推薦文

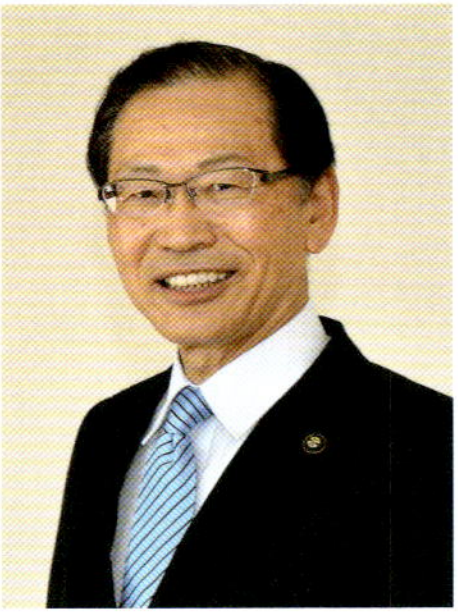

中東遠総合医療センター名倉院長の功績を讃えて

5年前の5月に設立された当医療センターは、今や中東遠地域の医療を支える基幹病院として、袋井・掛川両市民のみならず中東遠40万人の住民から信頼を得て、安心を与え、一日一日とその存在感を大きくしています。

この病院は、医師不足と経営の危機に直面していた袋井市立袋井市民病院と掛川市立総合病院が両方の市民の総意によって統合の道を選び、設立されました。

全国初の試みであったこの統合病院の初代院長として着任した名倉英一氏は、その優れた先見性をもって、周到な準備と円滑な導入に留意し、創設期においては、幾多の課題に全力を傾注して対応され、新病院設立と健全な病院経営のスタートという二つの偉業を見事に成し遂げられました。

まさしく、中東遠総合医療センターは、同氏の情熱と並々ならぬ手腕によって今日があると言っても過言ではないと思います。

この度、『わが国初の二つの市民病院統合の軌跡』を刊行されるにあたり、同氏のこれまでのご功績、ご尽力に感謝するとともに、多くの市民の皆さんが手に取って読まれますことをお薦めして私の挨拶といたします。

袋井市長　原田英之

推薦文

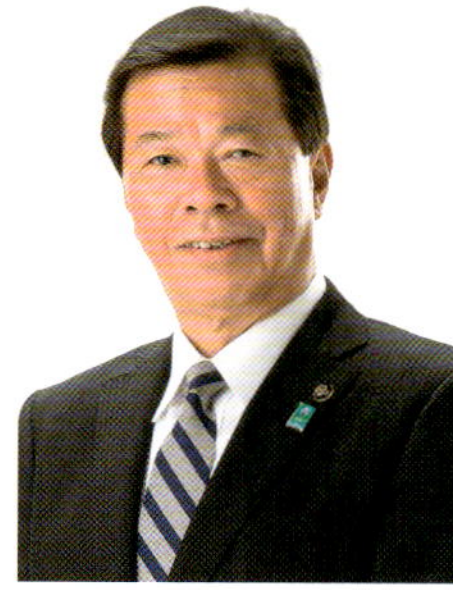

「地域医療再生の先駆者」名倉英一先生の功績を讃えて

明治維新から150年、平成から新たな時代へ向かう今、人生は100年時代に向かいつつあり、人の生き方も大きく変わってきました。医療の在り方も病院完結型から地域完結型へ移り変わり、昨今は、地域医療や地域包括ケアシステムの重要性が益々高まっています。

このような中で、危機的状況にあった静岡県中東遠地域の医療を救うため、異なる自治体が手を携え、様々な思いをぶつけ、地域と向き合い、医療者、住民、すべての人が真剣に取り組んできたことで、高度医療の分野だけに留まらず、地域の健康や生き方に繫がる「未来に向けた地域医療」の構築が果たされました。

その活動の中心にいたのが名倉英一先生です。

本書に記されている、名倉英一先生と私たちが一丸となって取り組んだ全国初の自治体病院同士の統合と地域包括ケアシステムの構築に関わるその理念と姿勢は、同じような課題を抱えている全国各地において大切な処方箋になると確信しています。

掛川市長　松井三郎

わが国初の二つの市民病院統合の軌跡

中東遠総合医療センターの誕生と地域包括医療福祉体制の構築

名倉　英一

東京図書出版

巻頭言

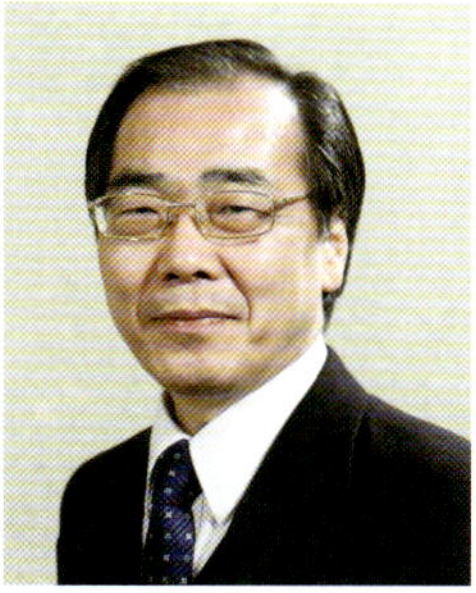

名古屋大学総長
松尾清一先生

名倉英一氏著『わが国初の二つの市民病院統合の軌跡』刊行に寄せて

平成25年5月1日、掛川市立総合病院と袋井市立袋井市民病院の統合による新しい公的病院、中東遠総合医療センターが誕生した。わが国初の異なる市の市民病院統合事例として、全国的な注目を集めたし、またその成否は今後の地域医療を考えるうえで大きなインパクトを持つものと考える。このたび、当時の大変厳しい環境の中で準備段階から新病院の建設とその後の運営に関わってこられた名倉英一先生が、その経験と教訓を後世に残す記録として本書を刊行されることになった。名倉先生は建設準備段階では新病院院長予定者として、また新病院完成後は初代院長および掛川市・袋井市病院企業団の初代企業長として、この難事業の成功のキーパーソンとして活躍された。今回の市民病院統合による新しい病院の創成という事業に、多少なりともかかわった立場から、そしてまた、名倉英一先生に新病院のかじ取りをお願いした立場から、本書の刊行に寄せて、当時を振り返りながら拙文を贈りたい。

本書にも述べられているように、平成19年12月に総務省から公立病院改革ガイドラインが公表され、主に経営的な観点から公的病院の在り方が問われることになった。しかし一方で病院機能の要である医師確保については地方に存在するほとんどの公的病院が大変厳しい環境にあり、病院の経営改革と医師確保を同時に達成しなければ、公的病院として地域住民に必要な医療を提供する機能を維持することは困難であった。特に当時は救急医療の確保が社会的にも大問題となっていた時期である。掛川、袋井両市では平成18年から病院の在り方協議が行われており、両市民病院の再編・統合が望ましいとの結論を得て、平成19年12月に新病院建設協議会が発足した。私も副会長としてこの協議に参画し、最終的には現在の新病院の建設に至ったわけである。その間、両市の市長、市議会議員、医療関係団体、市民の皆様から様々な意見と要望が寄せられ、建設場所や規模、機能も含めて、新病院の概要の最終合意に至るまで紆余曲折があった。最終的な合意に至ることができたのは、地域医療の崩壊を何とか救いたいという両市の市長はじめ行政トップの危機感の共有と決断、議会の皆様の真摯な議論、医療関係者の理解と協力、そして何より市民の皆様の熱い思いの賜物であったといえる。特に建設場所についてはきわめて多くの議論があった。大所高所に立った勇気ある合意が最終的に成立したことは、関係者の知恵と理性と勇気がなしえたことであると強調しておきたい。このことは後々まで、しっかりと肝に銘じておく必要がある。

さて、このように両市の統合協議が峠を越える時期になって、最大の問題として浮上したのは、だれがリーダーとして新病院の建設の準備とその後の運営を行うかということである。当時は地方の公的病院は経営困難と医師不足という二重苦に苛まれており、それを承知の上で院長を引き受ける能力のある適材はそうはいなかった。このような中、最終的に引き受けていただいたのが名倉先生であった。私は当時、愛知県で公的病院改革ガイドラインが出たのを機に設置された公的病院等地域医療連携のための有識者会議の座長として愛知県の地域医療、特に急性期医療の改善のための計画にも携わっていた。全国的には毎日メディアに悲惨な事例が取り上げられ、社会的に大問題になっていた時期でもある。また一方で医師不足に起因する過酷な勤務実態があり、改善がなされないために心ならずも静かに病院を去ってゆく医師も多くいた。大学病院からの医師の引き揚げも問題となっていた。それがひいては病院経営を悪化させ、悪循環が繰り返されていたのである。その経験からも、私は日本初の市民病院の統合事例をぜひとも成功させたいという思いを強く持っていた。この思いは、両市の関係者はもちろんのこと、当時新病院建設協議会の会長であった佐古伊康先生、私と共に副会長であった寺尾俊彦先生も共有されていた。そのような観点から、決して十分とは言えないが名古屋大学と浜松医科大学は医師確保に協力し、今日に至っている。名倉先生の行ってきたことは、名倉先生が自身の言葉で本書に詳しく書かれており重複は避ける。ただ一点、強調しておきたいのは、本書が単に統合過程の叙述的な記録ではなく、様々なエビデンスに基づいた記述になっている点である。このことは、今後地域医療の再編、とりわけ地域の公的病院機能の整備と充実を考えるうえで、大変参考になるものと考えている。

中東遠総合医療センターは今後も地域の中核病院として一層の役割が期待されている。また、同時に今後一層進む高齢化の中で地域医療全体をどうするかという大きな絵を関係者が英知を集めて描く中で、新病院の役割と機能を維持しながら時代の変化に応じて新たな課題に対応してゆく必要がある。その根底にあるのは、地域住民のための医療と健康を守る、という強い思いを様々な関係者が共有することであると思う。新病院建設に関わったすべての人の思いを新しい担い手が受け継いで、今後も地域医療のモデルとして常に前に進んでいっていただきたいと願う次第である。

平成30年7月

名古屋大学総長　松尾清一

緒　言

わが国における公的病院は病院全体の18％程度で、自治体病院は施設数において11％、病床数でも14％を占めるに過ぎない。公的病院は地域における基幹的医療機関として我が国の地域医療に重要な役割を果たしてきた。しかし、平成10年代後半になり経営悪化や医師不足に伴い医療体制の縮小を余儀なくされ始めた。象徴的な出来事は、平成18年6月夕張市が財政再建団体を申請し、翌平成19年には夕張市立総合病院が経営破綻をきたしたことである。石炭から石油へというエネルギー政策の転換で、夕張炭鉱が閉山され、夕張市の最大企業が消滅したことや人口減少社会に突入したことは背景にある。当時の全国自治体病院の赤字施設は7割を超え、経営環境は危機的状況となり、地域の医療提供体制の維持が極めて厳しい状況になっていた。

静岡県の行政区は、東部地域、賀茂地域（伊豆半島）、中部地域、西部地域と分かれるが、西部地域で遠州灘に面した掛川市、袋井市を含めて中東遠と呼ばれている。地球上の中東とは縁もゆかりもない日本的な地誌用語にすぎない。その中東遠医療圏も例外ではなく、むしろ、自治体病院運営の危機の典型とも言える状況であった。医療圏における急性期医療の中核である掛川市立総合病院（許可病床数４５０床、以下、掛川病院）と袋井市立袋井市民病院（許可病床数４００床、以下、袋井病院）は、医師の欠員不補充のため診療を縮小せざるを得ず、その結果、経営悪化が起こり、自治体財政を圧迫していた。両市は、隣接する二つの自治体病院を統合して診療機能を拡充強化した基幹病院を新設してこの危機を乗り越えようとした。

設立した中東遠総合医療センターは、表1に示すように、開院以来、災害拠点病院の指定、総合入院体制加算届け出、救命救急センターの指定、地域医療支援病院の承認など、毎年、着実に成長して成果を出し、基幹病院としての役割を果たし始めた。併せて、静岡県と掛川・袋井両市は、統合新病院と後方医療福祉施設や行政との連携システムを新たに構築することにより、地域の医療福祉体制の全体を再構築することをめざし、そして成功した。

住民の命と健康を守ることを本務とする医療は、時代の変化（少子化、高齢社会）に即応しながらかかる柔軟なハードウェアと人材の革新が求められている。

このプロジェクトは、平成19年12月24日付で総務省自治財政局長名で通知された「公立病院改革ガイドライン」及び平成27年３月31日付同省自治財政局長名で出された「新公立病院改革ガイドライン」の核心部分を具体化したものであり、現在、国が２０２５年を目標に進めている医療福祉システムの地域医療構想や地域包括ケアシステムの根幹の内容を具現しているモデルと考えられる。

これまでのところ、多方面から中東遠総合医療センターの設立は成功と評価されている。しかし、その誕生までの過程は、先行モデルがないために、いわば海図のない航海のようで、山あり谷ありの連続であった。

この記録は単なる回顧録や苦労話ではなく、今後の我が国で発生する類似の公的医療供給状況の変化に対応できるよう、二つの自治体病院の統合の経緯と成果、及び地域医療福祉体制の構築に関する平成17年４月〜平成29年３月までの間の出来事を詳述したものである。

表１　中東遠総合医療センター開院後の歩み

平成25年５月の開院から平成29年３月までの４年間の主な出来事。

平成25年(2013年)	５月	中東遠総合医療センター開院 旧病院から96人の患者搬送完了 災害拠点病院に指定
	８月	開院後３カ月で病床利用率が80%を超える
平成26年(2014年)	４月	平成25年救急搬送患者数が県内２位（通年換算）の実績 DPC 機能評価係数 II　全国1,406病院中108位（県内１位）
	８月	総合入院体制加算届け出
平成27年(2015年)	３月	日本医療福祉建築協会「医療福祉建築賞」にて「準賞」受賞
	４月	DPC 機能評価係数 II　全国1,406病院中66位（県内２位）
	６月	『日経ビジネス』６月１日号掲載の病院経営力ランキングで全国 DPC 導入病院1,798病院中22位（県内１位）に
	８月	静岡県下で10番目となる「救命救急センター」に指定
平成28年(2016年)	３月	病院機能評価で機能種別「一般病院２」に高評価での認定
	４月	DPC 機能評価係数 II　全国1,446病院中20位（県内１位）
	８月	静岡県下で20番目となる「地域医療支援病院」に承認
平成29年(2017年)	２月	手術支援ロボット「ダ・ヴィンチ」導入
	３月	新公立病院改革プラン策定

わが国初の二つの市民病院統合の軌跡

目次

第VI章 今後の課題……115

第Ⅰ章
背景と構想

1 当時の静岡県中東遠医療圏の状況

中東遠医療圏は八つに分かれる静岡県の二次医療圏の中で浜松市を中心とする西部医療圏のすぐ東に位置し、掛川市、袋井市、磐田市、菊川市、御前崎市、森町の5市1町、人口46万4千人（平成27年度国勢調査）から成る。この地域は人口10万人当たりの医師数が134・5人（平成26年度）と全国平均233・6人の約半数で全国ランキング40位の静岡県内（193・5人）の中でも、最も少ない地域である（図1）。この医療圏には民間の大きな病院はなく、地域医療の核としての急性期医療は各市町が運営する自治体病院が担っている。

平成24年3月当時の各病院の許可病床数は、最も大きな磐田市立総合病院は500床（人口17万人：以下、磐田病院）で、以下、掛川市立総合病院450床（人口11・8万人：以下、掛川病院）、袋井市立袋井市民病院400床（人口8・7万人：以下、袋井病院）、菊川市立総合病院260床（人口4・8万人：以下、菊川病院）、御前崎総合病院254床（人口3・4万人：以下、御前崎病院）、そして公立森町病院131床（人口1・9万人：以下、森町病院）と、各市町の人口に応じた規模であった（図2）。

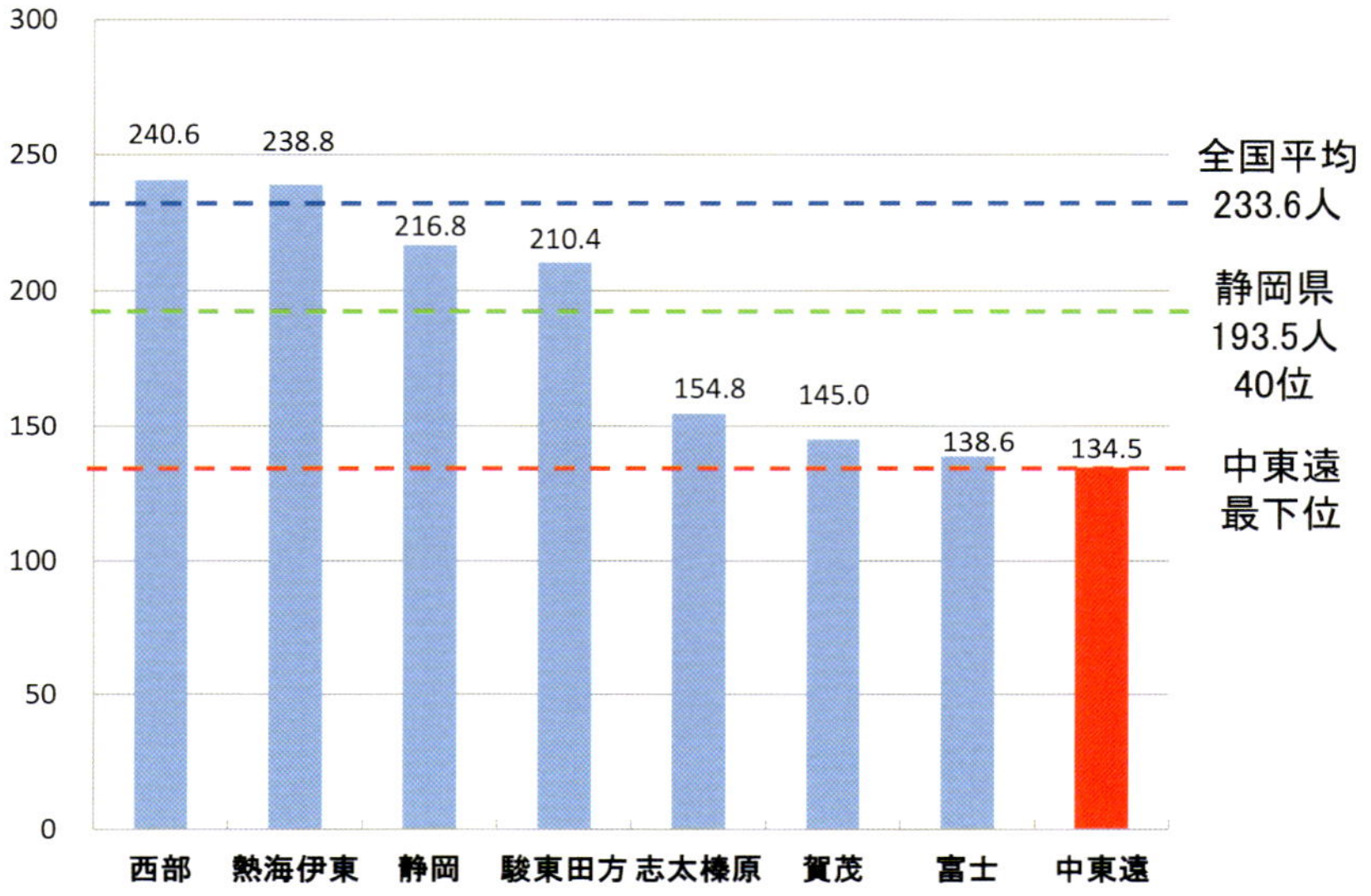

図１　人口10万人当たりの静岡県の診療圏別の医師数

平成26年度の静岡県内８つの診療圏の人口10万人当たりの医師数。

※医師・歯科医師・薬剤師調査（静岡県）より

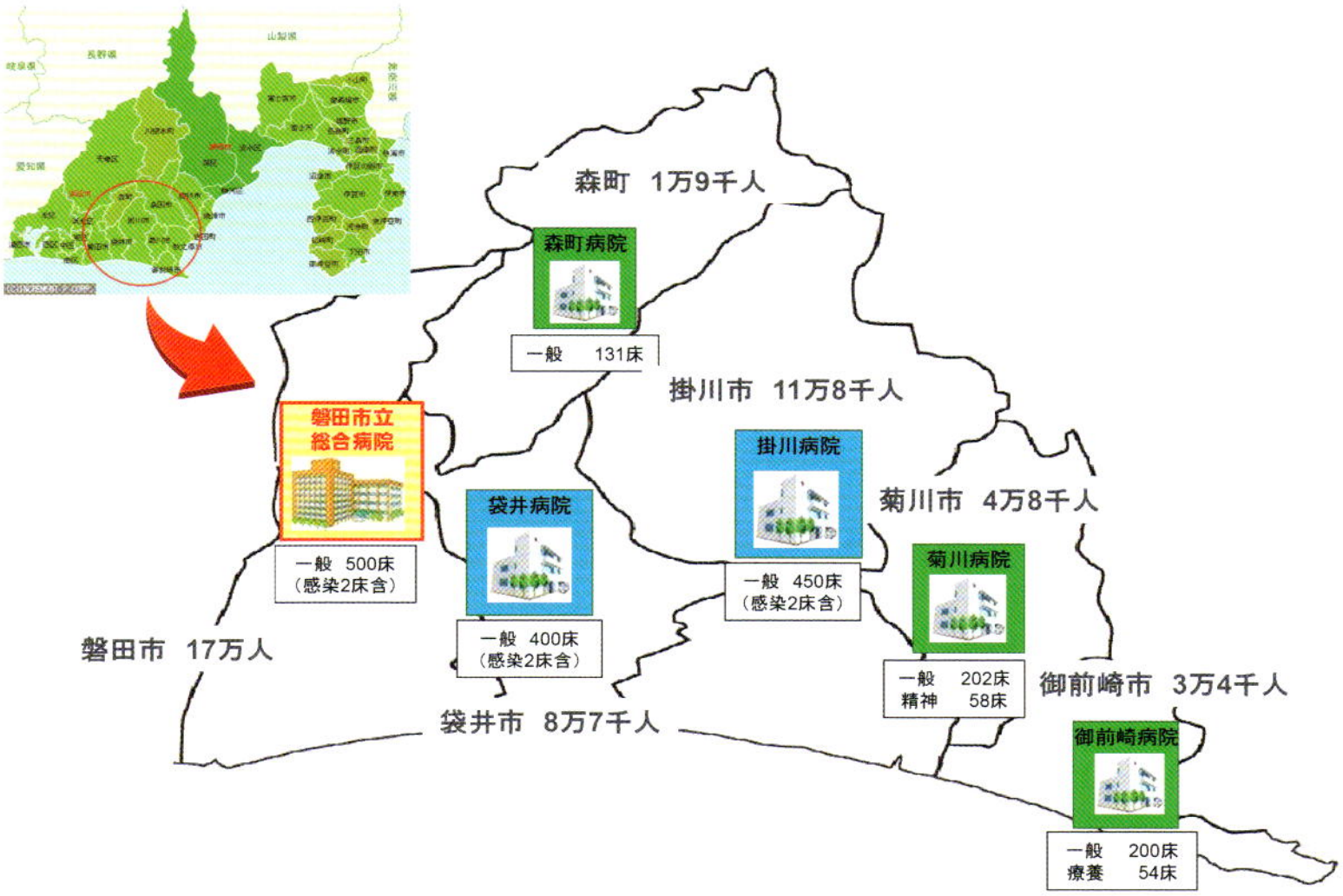

図２　静岡県内の中東遠医療圏の位置と統合前の病院配置

平成24年３月（中東遠総合医療センター開院前）の中東遠医療圏の主な病院と病床数。

※病院名称は一部省略、人口は平成22年度国勢調査より

2 統合前の両病院の状況

かつて、掛川病院は平成12年に、また、袋井病院は昭和63年に全国自治体病院協議会から、平成11年には自治大臣から表彰を受けるほど優良な病院であった（図3）。

ところが、平成17年頃から退職後の欠員不補充のため医師が減少し始め、診療実績は次第に危機的状況となっていった。統合病院開院前の夜明け前ともいえるこの時期の診療状況と医師数の推移を図4と図5に示した。

(1) 旧病院の入院患者数

両病院とも医師数の減少に伴って稼働病床数も減少し、掛川病院（許可病床数450）は平成19年7月に410床、平成22年8月に352床まで減少し、袋井病院（許可病床数400）は平成19年4月に302床、平成20年4月に251床まで減少した。この間の1日平均入院患者数の変化（図4）を見ると、掛川病院は平成17年度の1日平均379（病床利用率84・2％）から平成22年度以降急激に減少し、閉院前年度の平成24年度は253（病床利用率56・2％）まで減少し、袋井病院も平成17年度の1日平均302（病床利用率75・5％）から平成18年度以降急激に減少し、閉院前年度は127（病床利用率31・8％）まで激減した。

かつて両病院は優良病院であった

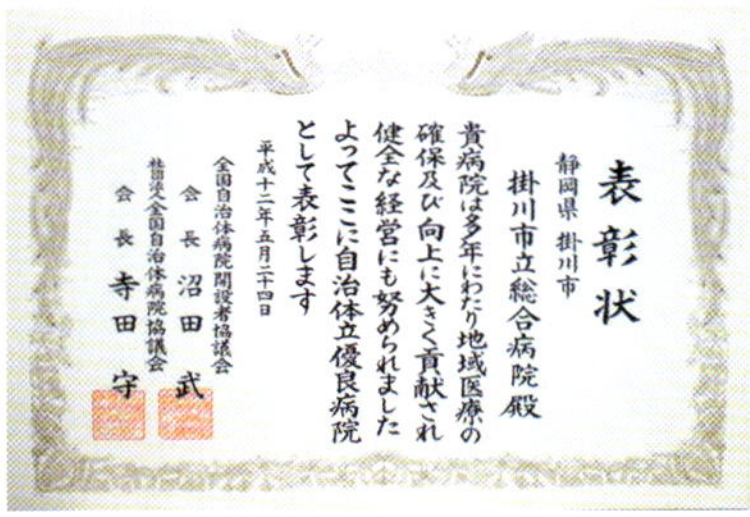

表彰状

静岡県 掛川市

掛川市立総合病院殿

貴病院は多年にわたり地域医療の
確保及び向上に大きく貢献され
健全な経営にも努められました
よってここに自治体立優良病院
として表彰します

平成十二年五月二十四日

全国自治体病院開設者協議会
会長 沼田 武

社団法人全国自治体病院協議会
会長 寺田 守

掛川市立総合病院
（平成12年 表彰）

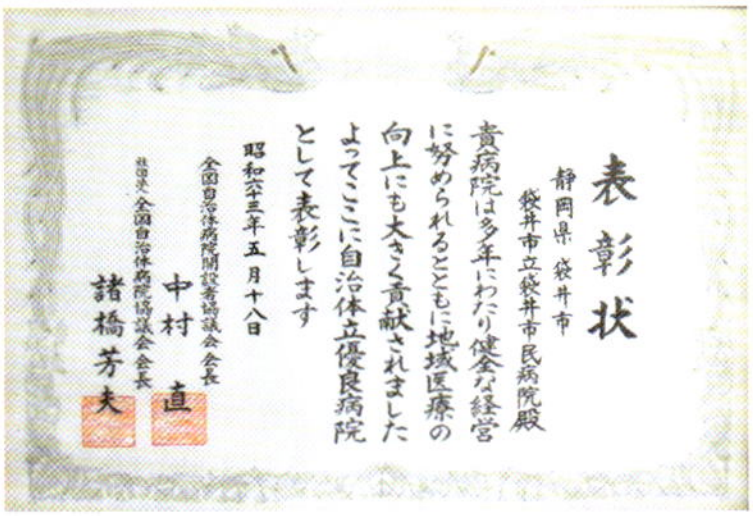

表彰状

静岡県 袋井市

袋井市立袋井市民病院殿

貴病院は多年にわたり健全な経営
に努められるとともに地域医療の
向上にも大きく貢献されました
よってここに自治体立優良病院
として表彰します

昭和六十三年五月十八日

全国自治体病院開設者協議会会長
中村 直

社団法人全国自治体病院協議会会長
諸橋 芳夫

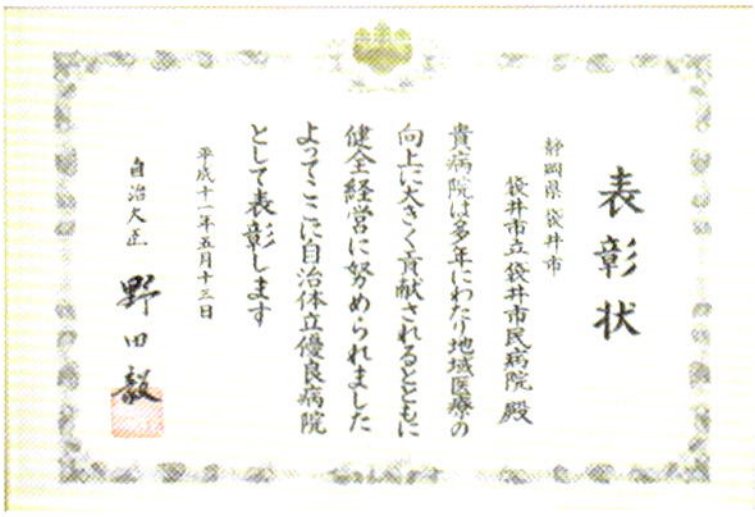

表彰状

静岡県 袋井市

袋井市立袋井市民病院 殿

貴病院は多年にわたり地域医療の
向上に大きく貢献されるとともに
健全経営に努められました
よってここに自治体立優良病院
として表彰します

平成十一年五月十三日

自治大臣 野田 毅

袋井市立袋井市民病院（昭和63年、平成11年 表彰）

図３　優良病院の表彰状

旧掛川市立総合病院は平成12年に全国自治体病院協議会から、旧袋井市立袋井市民病院は昭和63年に全国自治体病院協議会、平成11年に自治大臣から表彰を受けた。

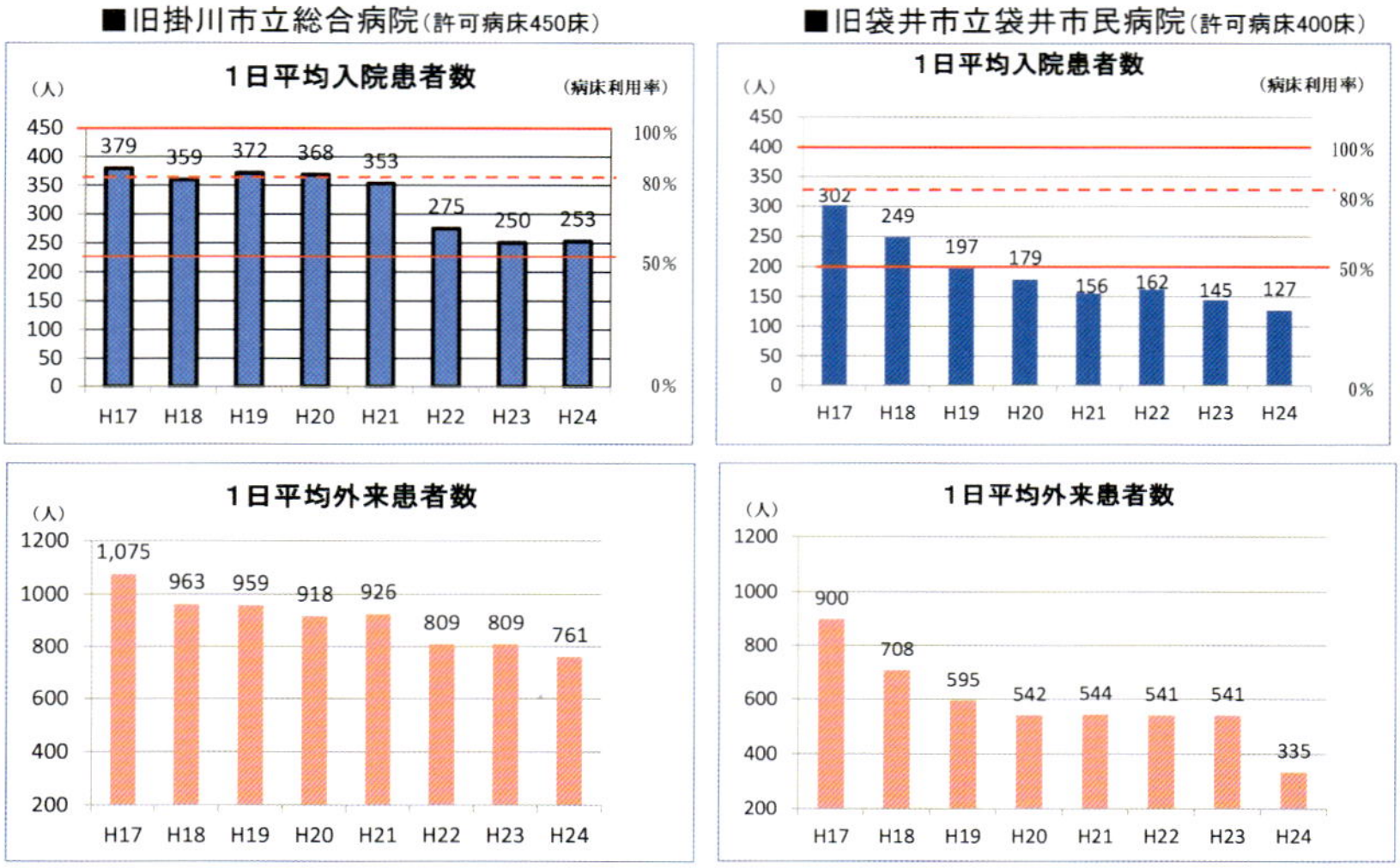

図４　旧２病院の入院患者と外来患者数の変化

左に旧掛川市立総合病院、右に旧袋井市立袋井市民病院を示し、上段は１日平均入院患者数、下段は１日平均外来患者数の年度別の実績を示す。

※旧２病院の決算書による

(2) 旧病院の外来患者数

1日平均外来患者数は、平成17年度と平成24年度の比較では、掛川病院は1075人から761人と24・8％の減少だが、袋井病院は900人から335人と62・8％も減少している。

(3) 旧病院の医師数

図5に、同期間の内科系、外科系（外科・整形外科、脳神経外科）及びその他の科の常勤医師数の変化を示した。特に内科系医師の減少が顕著で、両病院の最盛期であった平成14年度と平成24年度とを比較すると、掛川病院の内科医師数は19名から14名へ、袋井病院は20名から11名へとほぼ半減した。掛川病院でも医師数の減少が、診療実績の落ち込みをもたらす傾向はみられるが、袋井病院においては、医師数の減少による診療実績の大きな落ち込みは明らかである。

(4) 旧病院の診療実績と収支

診療実績は病院の経営状況の鏡である。図6に、両病院の医業収支と経常収支を示した。

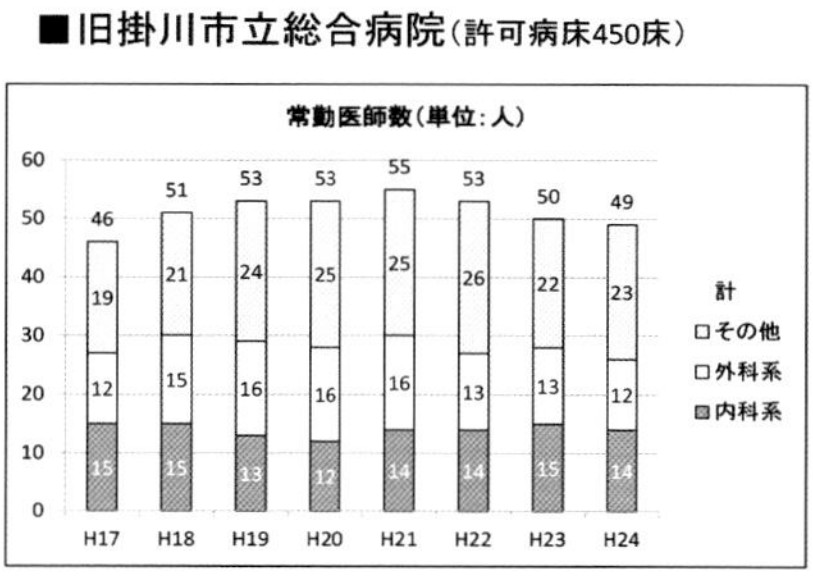

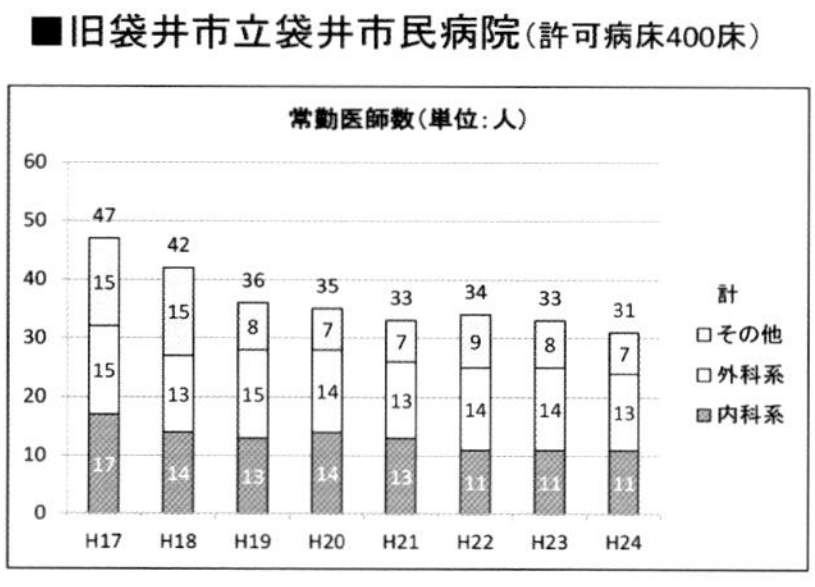

図5　旧2病院の医師数の推移

左に旧掛川市立総合病院、右に旧袋井市立袋井市民病院の年度別内科系・外科系・その他の常勤医師数を示す。

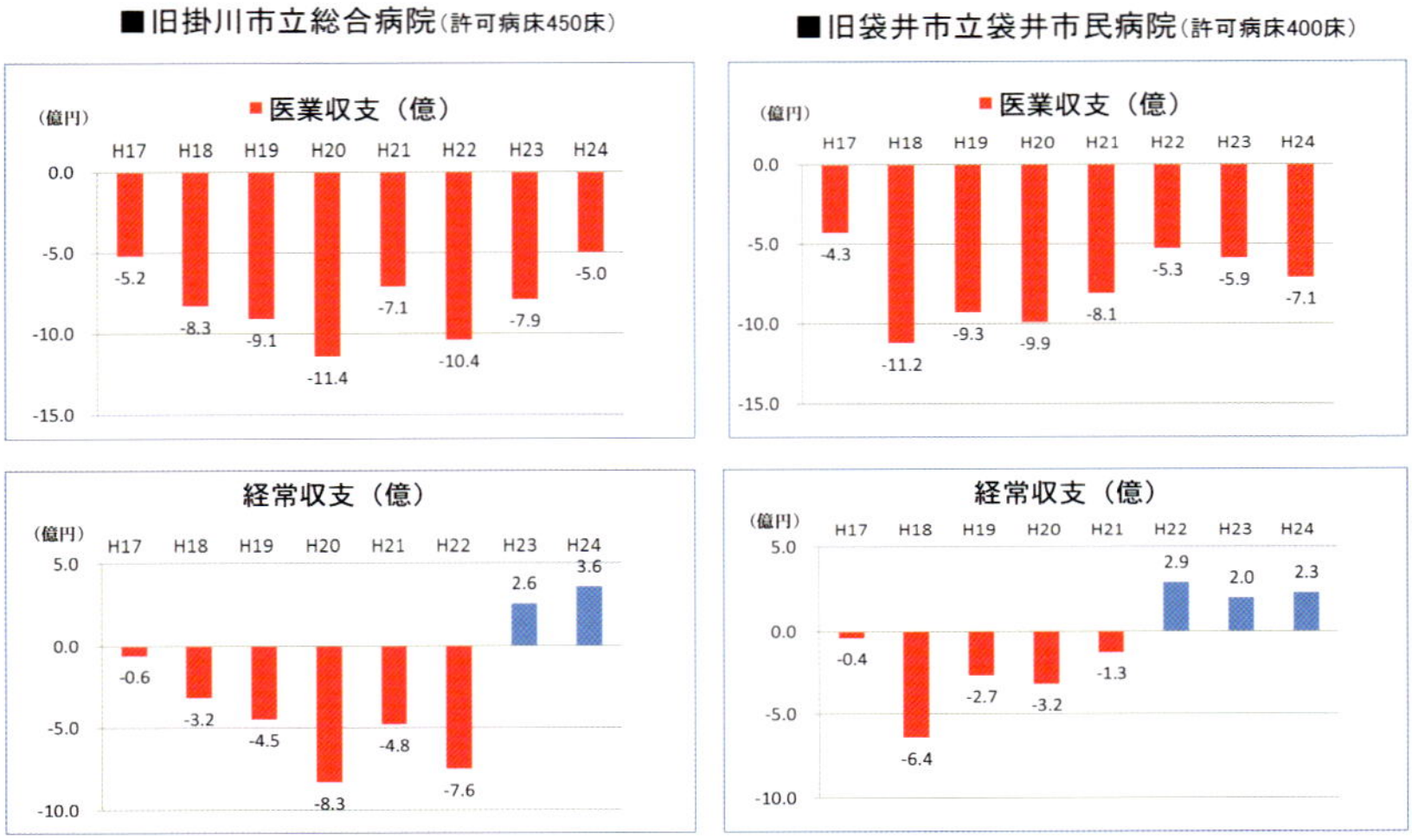

図６　旧２病院の収支の推移

左に旧掛川市立総合病院、右に旧袋井市立袋井市民病院を示し、上段は医業収支、下段は経常収支を示す。　※旧２病院の決算書による掛川病院の医業収支は、平成17年度は5・2億円の赤字で、以後、毎年悪化し続けて平成20年度には11・4億円まで増加し、著者が新病院の院長予定者として掛川病院の院長に着任した平成22年度（閉院3年前）は10・4億円に上っていた。その後3年間、懸命に経営改善を行った結果（図7）、1日平均入院患者数は275人から253人まで減少したにもかかわらず、平成24年度の医業収支は5・0億円の赤字まで改善した（図6、図7）。また、平成23年度と24年度に掛川市が多額の基準外繰入を実施したことから、平成23年度と24年度の経常収支は黒字となった（図6、図8）。

袋井病院は平成17年の医業収支4・3億円、経常収支0・4億円の赤字から翌18年度に11・2億円と6・4億円の赤字まで急激に悪化し、以後、基準外繰入額をそれまでの1・7億円から最大6・7億円まで増額したため、一時、経常収支の赤字は改善傾向を示した（図8）。しかし、平成22年度から1日平均入院患者数が162人から平成24年度には127人まで減少したため、医業収支は平成22年の5・3億円の赤字から、毎年増加し、平成24年には7・1億円の赤字まで悪化した（図6）。これに対し袋井市は4・6～5・9億円の多額の基準外繰入を行ったことにより平成22～24年度の経常収支は黒字となった（図6、図8）。

⑸ 統合時の両市の累積赤字の処理方法

経常収支は、掛川病院は、平成22年度に7・6億円の赤字であったが、翌平成23年度から黒字となり、袋井病院に関しては、最も大きな赤字は平成18年度の6・4億円であったが、平成22年度から黒字となっている。

両病院の医業収支と経常収支の相違は、両市の病院に対する基準外繰入金の出し方に差があるためと考えら

（単位　億円）

		H21	H22	H23	H24
患者数	一日当たり入院（人）	353	275	250	253
	一日当たり外来（人）	926	809	809	761
収支	収入（土地売却益除く）	85.5	75.1	74.0	81.0
	支出	90.6	82.7	78.4	80.0
	収入－支出	▲5.1	▲7.6	▲4.4	1.0
参考	繰入金増加額			6.5	1.5
	土地売却益	0.3	0.1	0.5	1.0
	最終決算見込	▲4.8	▲7.5	2.6	3.5

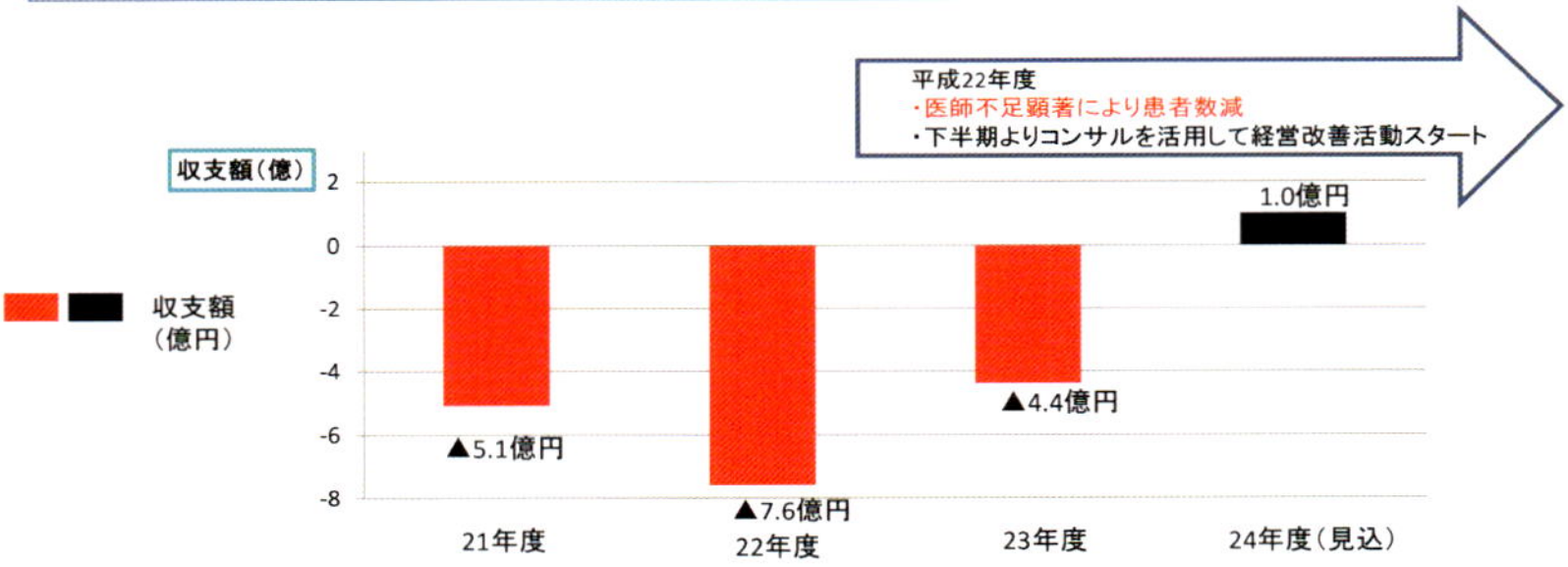

→　初年度から各部署で年間目標を打ち立て業務改善を図る

図７　旧掛川市立総合病院の患者数と収支（平成21～24年度）

旧掛川市立総合病院の平成21～24年度の患者数と収支の推移を示す。上段は各年度の患者数、収支、参考となる事項の数値を示し、下段は各年度の収支を図示している。

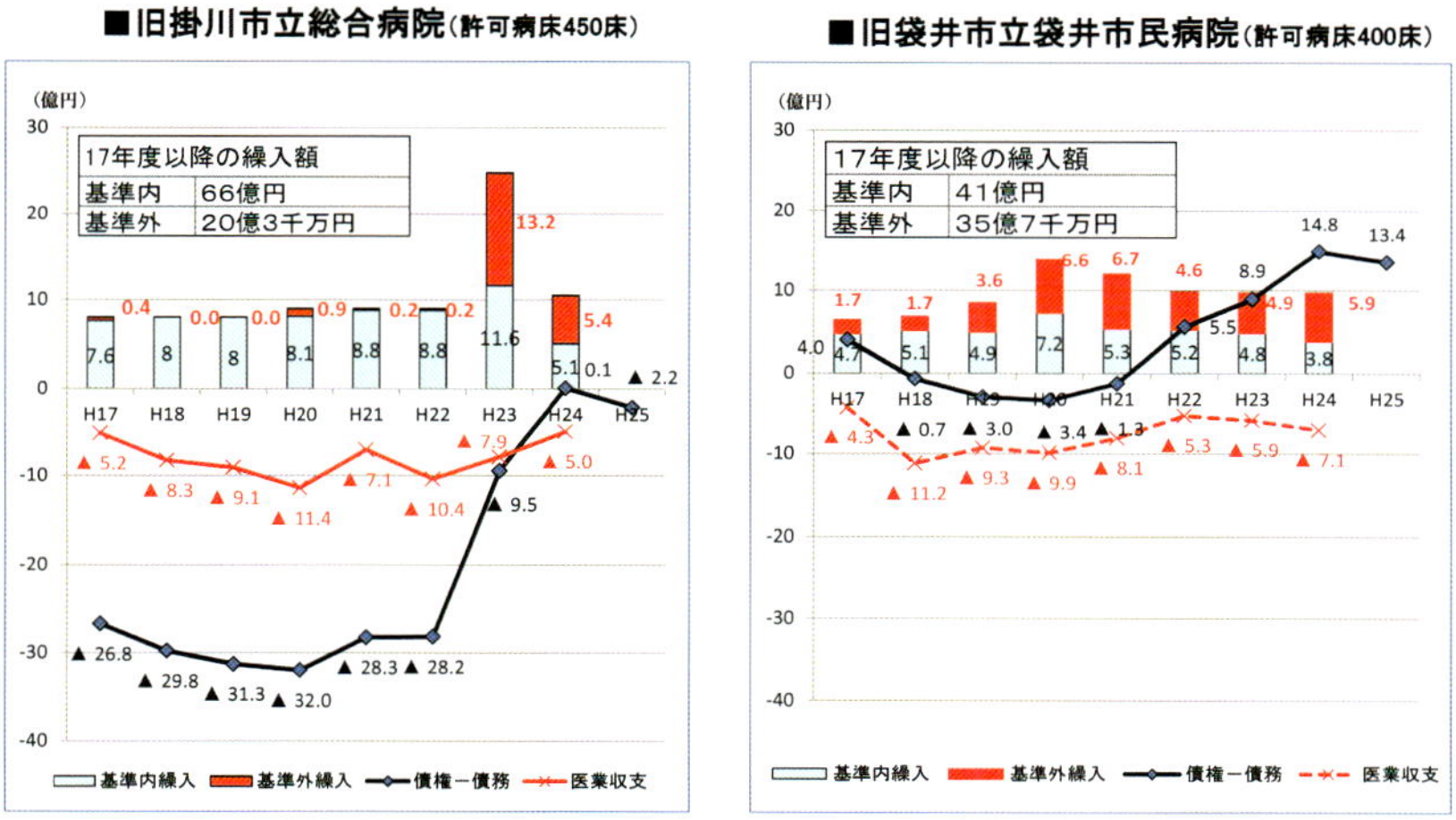

袋井病院は基準外繰り入れを継続的に受け入れ、閉院時には10億円以上を市に還付 掛川病院は閉院直前に多額の基準外繰り入れを行い閉院時の債務を解消

図８　旧２病院の繰入金と債務債権の状況

左に旧掛川市立総合病院、右に旧袋井市立袋井市民病院を示し、再上段は基準内と基準外の繰入額総額を示す。棒グラフは各年度の基準内・基準外の数値を示し、赤の折れ線グラフは医業収支を、黒の折れ線グラフは債権－債務の額を示す。

※旧２病院の決算書による

れる。図８に、同期間の両市の繰入金と債権債務（債権：流動資産、債務：流動負債＋企業債残高）の状況を示した。

掛川病院は、平成22年度までは、繰入金はほとんど基準内にとどめておき医業収支の赤字を補塡しなかった。この方針は、現在、多くの自治体病院でみられる。しかし、閉院が決まり、清算の日時が決定されていた平成23年度から積極的に基準外繰入を行い、経常収支を黒字とし、最終的には累積債務を解消した。しかし、このような短期間での基準外繰入の実施は、地方自治体にとっては大変な負担となる。

これに対し袋井病院は、大きな医業収支の赤字があったが、毎年、基準外の繰り入れを行うことで年度の経常収支を改善していた。この努力により、平成22年度からは経常収支は黒字化し、債務は平成22年度には解消され、閉院時には13・4億の債権を有していた。これらの結果、平成17年度から平成24年度までの基準内及び基準外繰入の総額は、それぞれ、掛川病院66億円と20・3億円、袋井病院41億円と35・7億円となり、基準内繰入金総額に関しては掛川病院の方が多いが、基準外繰入金総額に関しては、袋井市の方が多額であったが閉院時の債権13・4億円を差し引くと22・3億円と計算され、掛川病院とおおよそ同額となった。この事実は、病院を設置運営している自治体には、大変、参考になると考えられる。各自治体は様々な事情を抱えているが、統合のかなり以前から累積債務に対する対応が望まれる。

3 統合の目的

中東遠総合医療センタープロジェクトのきっかけは、平成18年に持ち上がったそれぞれの病院建て替えの必要性の論議であった。掛川病院は昭和59年に建設され、袋井病院は昭和54年に建設されたため老朽化が進み、30年以内に必発とされる東南海大地震に備えての耐震構造の脆弱性なども明らかとなり、病院建て替えの時期が迫っていた。しかし、統合プロジェクトの真の目的は、両病院の医師不足（特に内科系）の解消と経営の改善、さらには崩壊しつつある地域医療の立て直しであった。病院統合においては医師の派遣大学との調整と支援が必須であるが、今回は両病院の主要な派遣大学である、名古屋大学（以下名大）、浜松医科大学（以下浜医）の意向が大きかった。名大と浜医は、当初から、「二つの病院へ医師派遣を継続することは困難で一病院に統合すべし」との考えを示していた。

(1) 新病院の診療機能の拡充と周辺病院の再編成

この統合におけるもう一つの重要なポイントは統合病院の診療機能の強化拡充と明確化である。すなわち、コンセプトは、稼働前、実働稼働病床数２５０床、１３０床の二つの中規模病院の医療資源を集約して、病院の機能を高めた５００床の基幹病院とすることである。５００床以上になれば、医師を含めたスタッフ数に余裕ができることで救急医療による疲弊を防ぐことができ、また、医療安全や院内感染、地域連携室などの診療業務とは直接かかわらない間接的部署にスタッフの配置が可能となる。こうした病院機能強化の具体的なグランドデザインこそが医師確保にも繋がり、このプロジェクトが成功するかどうかの大きな鍵であった。

更に病院統合で最も重きを置くべき課題は、当該診療圏全体における医療施設の適正配置と診療機能の分担である。二つの中規模病院を統合して急性期医療機能を強化した基幹病院を設置すると、周辺病院との連携や急性期以降の医療を担う施設が必要となる。診療圏内の医療機関配置や診療機能分担の調整を進める上で自治体の医療・保健行政部門の役割は極めて大きい。

当時の自治体病院の危機的状況に対して、総務省は、平成19年12月24日、改革の指針として、経営効率化・再編ネットワーク化・経営形態の見直しの三つの視点からなる公立病院改革ガイドラインを通知し、自治体財政の健全化のため、翌年、財政健全化法を制定した。

静岡県はこれを受けて、平成21年6月5日、地域医療再生計画をまとめた。その内容は次の通りである。

中東遠医療圏の、当時、最も大きな急性期の基幹病院であった500床の磐田病院は中東遠医療圏の西部に位置しており、中東遠診療圏の最東部から磐田病院までは1時間を要していたので、この距離と時間を改善するため中東遠総合医療センターを中東遠医療圏の東部の基幹病院として整備し、医療圏の二極体制を構築する構想とする。さらに周辺病院との機能分担を明確にすることにより、限りある医療資源を効率よく活用する戦略を取った。中東遠総合医療センター開院後の現在、図9と図10に示すように、中東遠医療圏は、東西に500床の急性期基幹病院を具備でき、他の菊川市、御前崎市、森町に、それぞれ、1~2次に対応する人口に応じた自治体病院が配置され、連携することになった。公立民間を問わず、診療圏の枠を超えて広く患者が集まる大病院（亀田総合病院、太田西ノ内病院、佐久総合病院、国保旭中央病院）などが存在するが、一極集

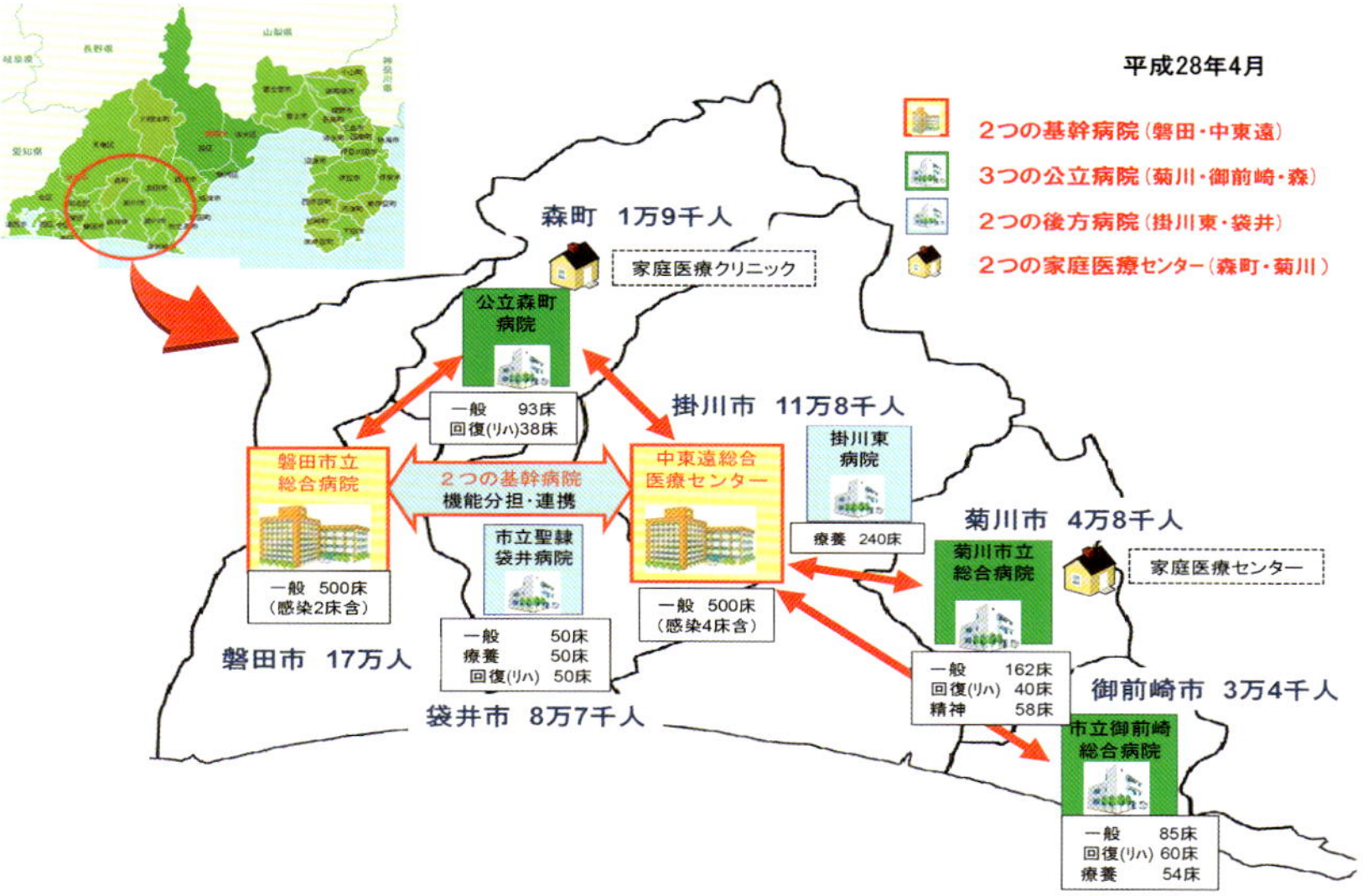

図９　統合再編後の中東遠医療圏の病院配置図

統合後の平成28年度の中東遠医療圏の主な病院と病床機能別の病床数を示す。２つの基幹病院、３つの公立病院、２つの後方病院、２つの家庭医療センターに機能分化している。

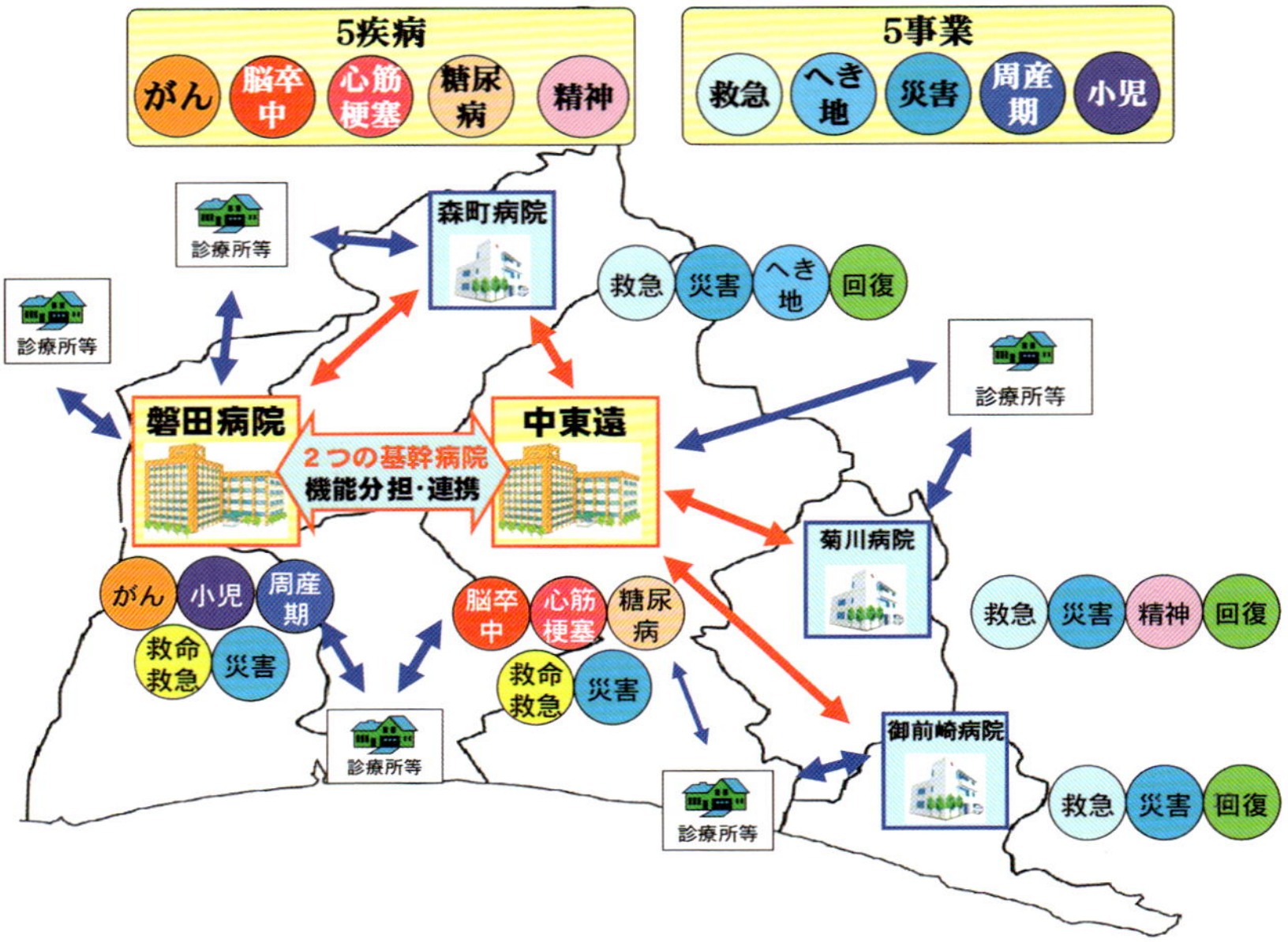

図10　中東遠医療圏における機能分担

統合後の平成28年度の中東遠医療圏の主な病院と診療所の医療機能分担を示す。

中では、災害時対応などの面でリスクもある。中東遠総合医療センターの設立により、全国的にも例がないほど効率的なネットワークの構築が実現したことになる。

⑵ 地域医療再生基金の活用

厚生労働省は、平成18～19年当時、夕張市立総合病院の財政破綻等の各地の自治体病院の問題顕在化に伴う地域医療の崩壊状況に対し、平成21年、地域医療の再生に関する通知を発令した。全国の中で病院統合など極めて実効性が高い10カ所には１００億円の交付金を予定しているとの第一報に驚きとともに期待もし、さらに幸い、静岡県との協議の結果、当医療圏における統合新病院を核とする地域医療再生計画を申請することとなった。しかしながら、政権交代による方針転換のため、残念なことに、交付金額は最終的には一律25億円となった。

制度の変更後に中東遠医療圏に関する地域医療再生計画は厚労省に承認されたが、25億円は、中東遠医療圏全体への配分とされ、このうち中東遠総合医療センターへは９・３億円の交付と、大幅な減額となった。関係者にとっては、きわめて残念な結果になった。

病院の統合再編は多くの課題を解決しなければ成し得ない困難な事業であり、地域医療再生にとって究極の選択である。地域医療の再生を推進するためにはもう少し手厚い助成があってしかるべきである。医療、教育、福祉など国民への公的サービスの基本方針は、政権交代などに左右されない長いスパンでの政策が望まれる。

⑶ 病院の跡地利用と地域福祉体制の充実

急性期病院である統合新病院を退院した後の回復期と慢性期医療の整備、及び福祉体制の構築に関しては、両市は旧病院の跡地利用という形で、それぞれ、独自の展開をしている。

掛川市は、図11に示すように、掛川病院の旧病院の建物を更地にして、敷地8万㎡を「希望の丘」として整備し、医療系の後方病院（回復期リハビリ病床40、療養病床２００床）、介護老人保健施設（１００床）、福祉系の特別養護老人ホーム（１００床）、行政の福祉事務所（「中部ふくしあ」）、急患診療所、生活介護事務所（定員20人程度）およびデイサービスセンター、教育系の特別支援学校（１７０〜１８０人）、保育園（定員１２０人）等医療・福祉・介護・教育・保健機能を有する施設を整備した。このコンセプトは、今後の高齢化社会に対する地域包括ケアシステムに関する行政モデルとして、全国的にも高く評価されている。

袋井市は、旧袋井病院の建物をそのまま活用して一般病床50床、療養病床50床、回復期リハビリテーション病棟50床から成る後方病院を袋井市立病院として設立し、民間の社会福祉法人に運営を委託した。

いずれも、連携する公的病院各々の主要な機能を明確にし、高度急性期医療は統合新病院が行い、そのあとの医療を受け継ぐ後方施設を整備することになった。これらの後方医療福祉施設の整備に加えて、統合新病院との緊密な連携や行政のシステムを新たに構築してこそ地域の医療福祉体制の全体を再構築するもので、国が２０２５年を目標に進めている地域医療構想や地域包括ケアシステムの根幹の内容を具現している一つのモデルである。

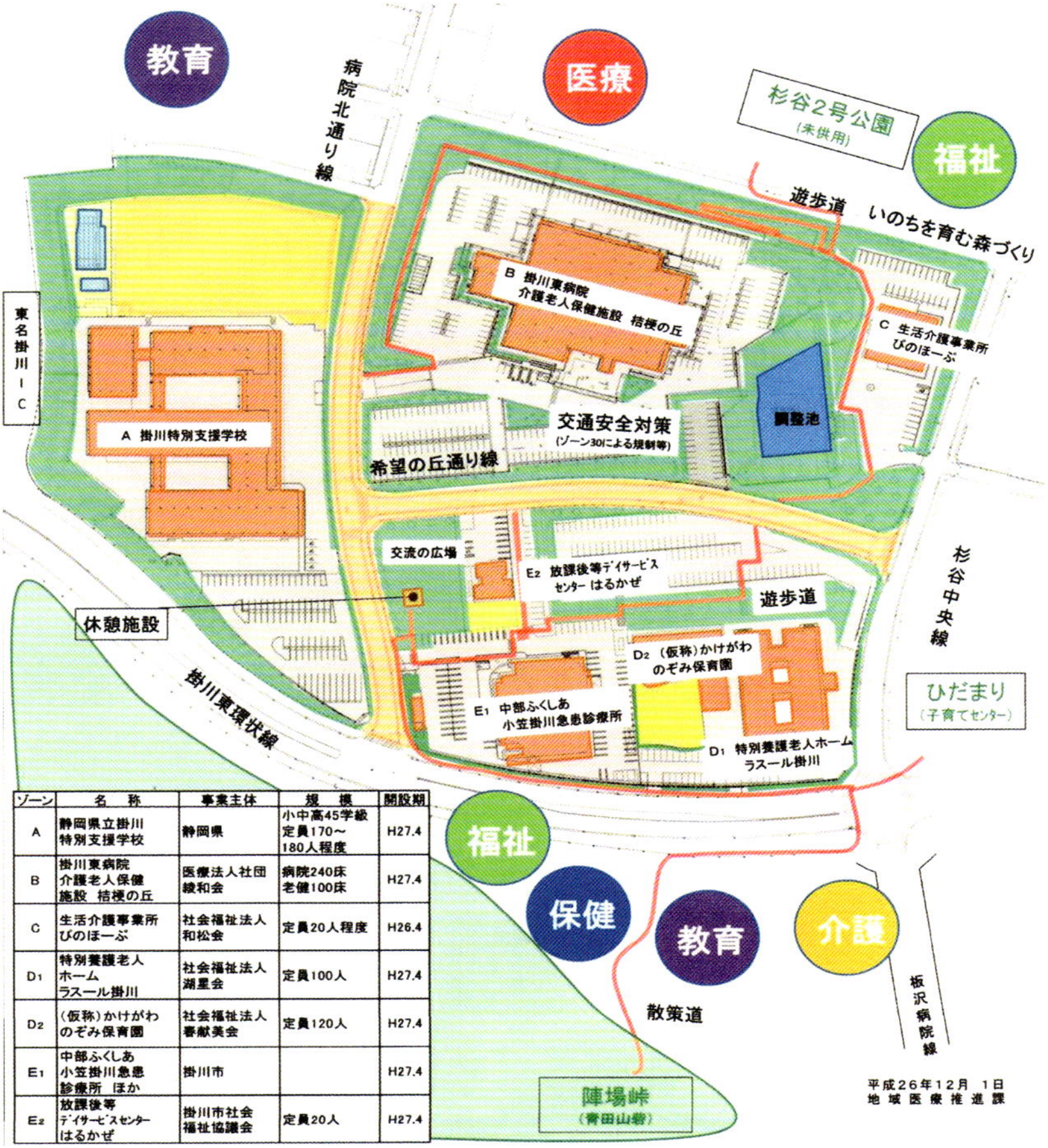

ゾーン	名　称	事業主体	規　模	開設期
A	静岡県立掛川特別支援学校	静岡県	小中高45学級 定員170～180人程度	H27.4
B	掛川東病院 介護老人保健施設 桔梗の丘	医療法人社団綾和会	病院240床 老健100床	H27.4
C	生活介護事業所 ぴのほーぷ	社会福祉法人和松会	定員20人程度	H26.4
D1	特別養護老人ホーム ラスール掛川	社会福祉法人湖星会	定員100人	H27.4
D2	(仮称)かけがわのぞみ保育園	社会福祉法人春献美会	定員120人	H27.4
E1	中部ふくしあ 小笠掛川急患診療所 ほか	掛川市		H27.4
E2	放課後等デイサービスセンター はるかぜ	掛川市社会福祉協議会	定員20人	H27.4

図11　掛川市希望の丘構想

旧掛川病院跡地８万m²の整備計画「希望の丘」の概略図。療養病院、介護老人保健施設、特別養護老人ホーム、特別支援学校（170～180人）、保育園（定員120人）等を整備。

第II章

統合までの道のり

1 統合協議の最大の問題

新病院建設への具体的な動きは、平成18年2月袋井市に、同年8月掛川市に「病院のあり方に関する検討委員会」が設置されたことに始まる。協議の結果、単独の建て直しではなく「近隣病院との再編統合が望ましい」との方針が出され、平成19年12月掛川市・袋井市新病院建設協議会が設立された。協議会では、新病院の「将来像」、「規模」、「建設場所」、「経営形態」、「建設時期」等について計11回の討議を重ねた（図12）。

統合協議の最大の問題は建設場所の選定であった。協議の半分ほどがこれに費やされた。袋井市側は両市の中間地点、できれば旧病院に近い場所での建設を求めた。掛川市側は、そもそも掛川病院の将来の立て直しに備えて、旧病院は8万㎡に及ぶ広大な敷地面積を有しており、この土地の中で建物を立て直してゆく遷都構想があった。そのため旧病院の敷地内での建て直しを求めた。

中東遠医療圏の中に二つの基幹病院を整備する場合、磐田病院は医療圏の西に位置しているため、東の中心に位置する掛川病院に近いほうが理には適っていた。一時、両市の中間に位置する小笠山総合運動公園エコパ内に建設されるという噂も出たが、都市計画法の壁にはばまれ困難と判明した。結局、図13に示すように候補

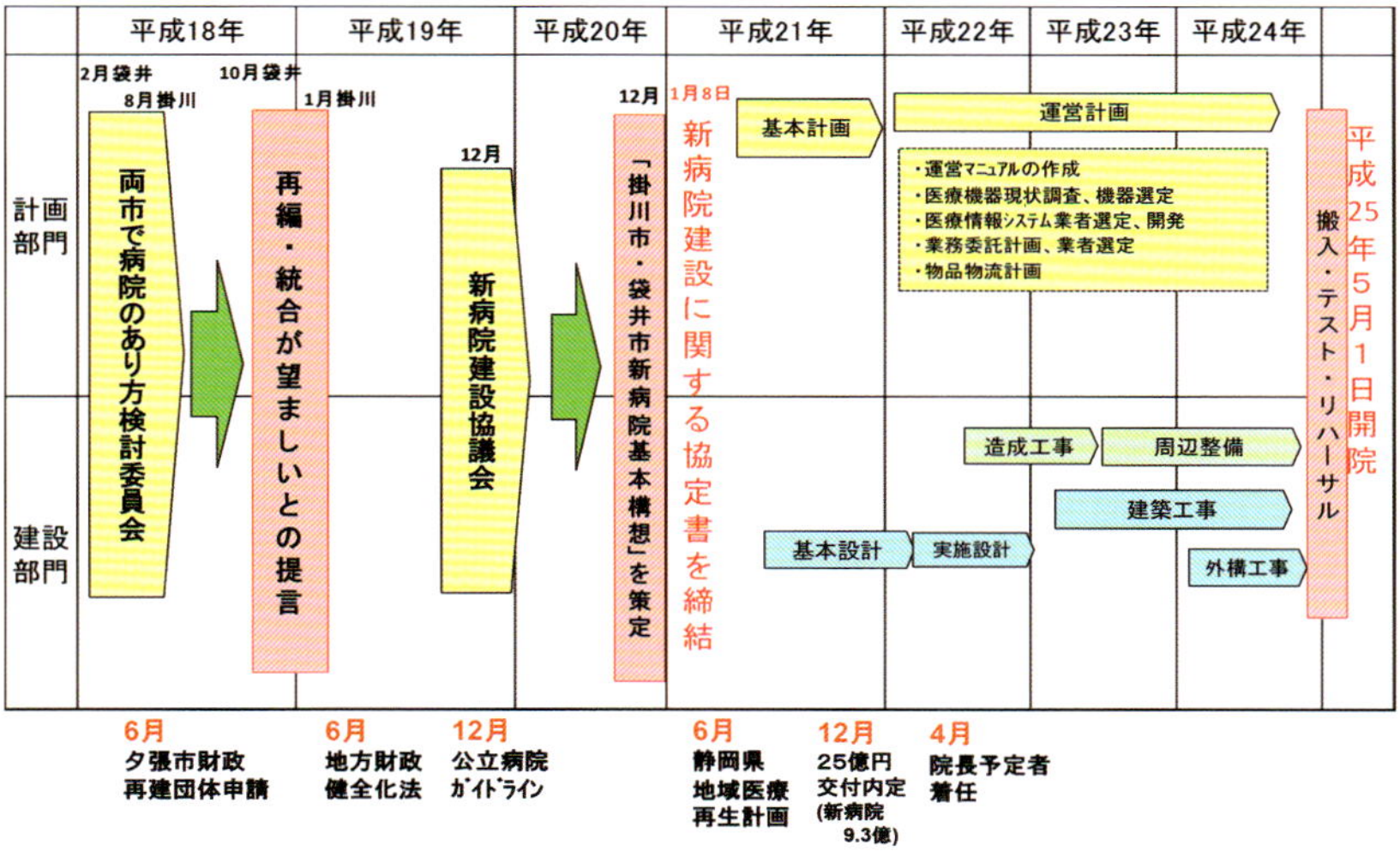

図12　新病院開院に至る経過

統合新病院開院に至る経過を示す。

地は8カ所に絞られたが、両市の主張は平行線のままで、両市の一致は困難であった。

候補地の最終的な決着は、協議会の正副会長裁定により成された。土地の位置、地権者の数と用地交渉の手続きと手間、建物の建設に要する時間と費用等を総合的に考慮して中間ではあるがやや掛川に近い現在地（ゴルフ場跡地）に決定された（図13）。

場所の選定にとどまらず統合を達成出来たのは、協議会会長佐古伊康先生（元静岡県立総合病院長）、副会長寺尾俊彦先生（浜松医科大学学長〈当時〉）と松尾清一先生（名古屋大学医学部附属病院長〈当時〉、現名古屋大学総長）というガバナンスのリーダー諸兄の尽力と同時に、すべての情報を市民、マスコミに全面公開したことにより移転統合に対する市民の理解が急速に広まった点も特筆される。

2 新病院の病床数と経営形態

病床数は、統合協議当時（平成20年）両病院とも15日を超えていた平均在院日数が大幅に短縮されると予想されることや急性期入院医療を中心とすることなどが議論された結果、両病院の許可病床数の合計850床から350床削減し500床とした。経営形態は、地方独立行政法人化なども検討されたが、円滑な統合を最優先との理由により地方公営企業法全部適用の企業団立病院となった。

平成20年1月、両市間で新病院に関する協定書が締結され、二つの市民病院の病院統合が正式に決定された。

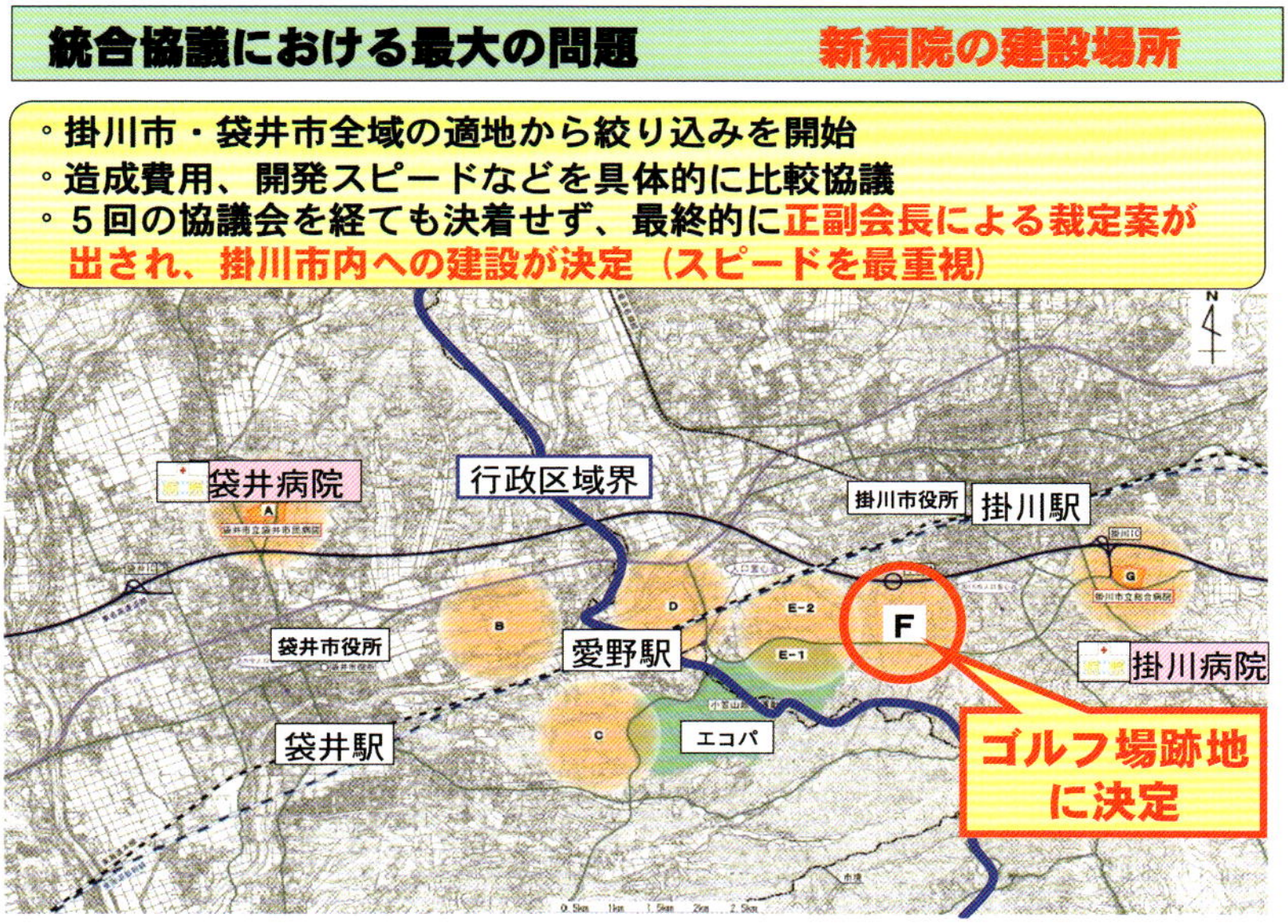

図13　統合協議における最大の問題　新病院の建設場所

統合協議における最大の問題であった新病院の建設場所の候補地を示す。

3 統合の準備作業

平成21年7月、新病院建設の準備作業をする新病院建設事務組合が設立され、開設の準備作業が本格化した。用地取得と整備、建物の設計と建築、新旧医療機器の整備、掛川・袋井両市間の諸費用の分担割合、診療手順に関する二つの病院の組織文化の融合等、多くの課題について準備作業を進めた。

(1) 準備作業の体制

準備作業は、両市長からなる管理者会を頂点とする新病院建設事務組合により行われた(図14)。具体的には、運営計画・設備全般、人事給与、財政計画、造成計画・アクセス計画に区分して準備作業を進めた。運営計画・設備全般は両病院の関係者が主に担当し、他の部門は両市の担当者が協議して案を練った。診療手順や各部門の業務の詳細、委員会の設置等に関する細かい検討は、運営計画・設備全般部門の下部組織である各種WG・委員会・部会が担当し、それぞれ、両病院の担当部門のスタッフが委員となって、通常の勤務を終えてから、検討を重ねた。両病院は対等の立場から、会議の場所は交互に変更したが、両病院は約10km離れているため会議のための移動も大変で、これも統合故の苦労の一端を示しているが、積極的に関与したスタッフの努力と熱意の賜物と言えるだろう。

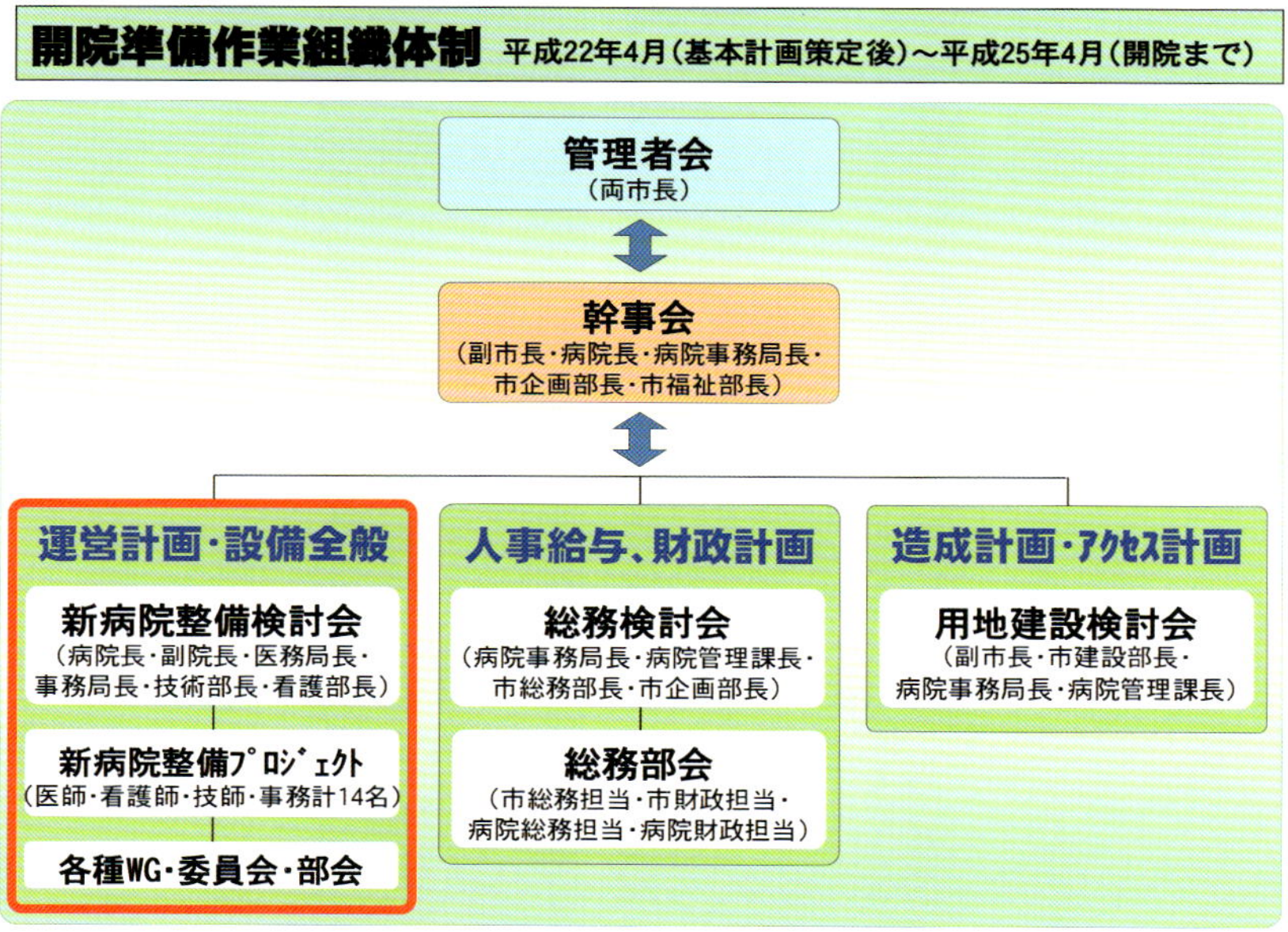

図14　開院準備作業組織体制

両市長等から成る管理者会を核とする開設準備作業組織体制。

⑵ スタッフの確保

医療スタッフの確保は最も重要な課題であった。

①医師の確保

まず医師の確保については関係するすべての大学の理解と協力を得た。旧両病院への医師の派遣元は、内科・外科・整形外科は名大、産婦人科・麻酔科・眼科・耳鼻科・皮膚科・放射線科は浜医、脳神経外科は名古屋市立大学、泌尿器科は岐阜大学であった。一大学医学部、一医科大学で地域医療拠点病院に医師を供給できる時代ではなくなった現実を踏まえ、すべての大学診療科医局を訪問し、中東遠総合医療センターの設立の意義を説明し、人材派遣の協力を要請し、最終的には支援の約束を得られた。これに関しては、とりわけ、医師を多く派遣している浜松医科大学寺尾俊彦学長と名古屋大学松尾清一病院長の指導力なくしては実現しなかった。

旧病院の医師は、ほぼ新病院へそのまま移ることとなった。さらに、新たに呼吸器内科の医師が追加派遣され、医師に関しては、基本的な診療が可能な体制を確保できた。なお、新設された救急科の医師の経緯については別項で述べる。

しかし、500床の基幹病院として高度な医療水準を達成するためには、引き続き、更なる医師の確保が必要と考えられた。

②医師以外のスタッフの確保

医師以外のスタッフについては、両病院の職員は全員採用の方針であった。しかしながら、両病院職員の給与体系には、若干、相違があったので、新病院では国家公務員の給料表を採用した。その他の処置も含めて調整は必要であったが、原則的には、すべてのスタッフに現給を約束したことからほとんどの職員が新病院へ移行した。

③看護スタッフの確保

医師の確保に次いで、重要な課題は看護師の確保であった。急性期病院では診療上も経営の視点からも7対1の看護体制は必須の条件であり、確保に全力を注いだ。両病院の看護の準備作業はそれぞれの看護部長がリーダーであったが、両病院からの看護師を確保するためには新病院の看護部長を誰にするのかは難しい問題であった。最終的には、初代看護部長は袋井病院の看護部長が、次に掛川病院の看護部長が就任する順番となった。

また、外部へのPRも積極的に行ったことから、掛川市や袋井市出身で他府県に就職していた看護師の応募が40人以上あり、しかもその多くが経験年数数年から10年くらいまでの経験者であったので、診療を行う上でも、大変、助かった。地元に有力な病院ができれば優秀なスタッフを確保できる受け皿となり得る。

関係者の多大な努力もあって、最終的には、両病院の看護師全体の90％近くが統合新病院へ移り、また、他府県からの応募者を含め、7対1の看護体制の看護師は確保できた（表2）。看護師の確保は、同時期の病院

表２　統合病院における開院時の職員数の比較

隣接する二つの市の統合病院、中東遠総合医療センター、北播磨総合医療センター、西知多総合病院の開院時における稼働病床数と職員数の比較。

	中東遠総合医療センター		北播磨総合医療センター		西知多総合病院	
1　開院日	平成25年5月1日		平成25年10月1日		平成27年5月1日	
2　開院時許可病床数	500床	稼働率	450床	稼働率	468床	稼働率
3　開院時稼働病床数	500床	100%	342床	76%	361床	77%
■開院時の職員数						
1　正規職員数	765		553		568	
医師	80		70		70	
看護師	487		368		329	
コメディカル	121		89		100	
その他	77		26		69	
2　非常勤職員数（含む看護師）	206		145		224	
3　合計	971		698		792	

統合を果たした、兵庫県の小野市・三木市の統合病院である北播磨総合医療センターや愛知県の知多市・東海市の統合病院である公立西知多総合病院では、開院時に7対1の体制を敷く看護師数を確保できず大きな壁となっていた。7対1の看護体制を取れるか否かは、病院統合を検討する際の重点課題の一つになるだろう。

⑶ 部門の責任者の選定

二つの病院の統合であるので、部門ごとの責任者をどちらかに決めなければならない。事務部門は、主要なスタッフは両市から派遣されているので、両市の判断に委ねた。医師は医局の意向と、それまでの旧病院に対する功労を参考に決めた。看護は、既述した。それ以外のコメディカル部門の責任者の選定は、意外に難しい問題であった。

選定状況は、部門部門により相違があるため詳細を記すことはできないが、いろいろと熟考した結果、次のように人選した。全体の収まりを考えて年次を優先した部門は3部門、年長者ではなく能力を優先した部門は2部門であった。

⑷ 業務運用手順の統一（両組織文化の融合）

病院統合に当たって業務運用手順の統一は最も重要な課題である。業務手順は、スタッフの数や機器の整備、施設における状況の中で、それぞれの病院が長い時間をかけて作り上げてきた病院の組織文化の集大成とも言うことができる。従って、二つの組織文化の融合は、決して容易ではない。また、業務運用の相違だけでなくスタッフの数や年齢構成も異なるため、事前の検討では決め切れないことが多い。「新病院での業務運用の目標は組織文化を足して2で割るのではなく、業務を見直し新たな基幹病院としての組織文化を作り上げることである」と、常に両病院の職員に伝え、浸透させた。

具体的な工程としては、前述した準備体制の中で、部署ごとの話し合いによるマニュアルの整備、必要な医療機器の見直しと整備、業務手順の検討等を行い、スタッフの人事交流も行って融合を進めた。しかしながら、事前の検討では決め切れないことが多く残ったことも事実である。これらをしっかりと成し遂げるには実践を重ねながら修正するほかに道はなく、開院後に病院全体の運営方針の提示とともに次々と業務手順の見直しを行った。これらの詳細は後述する（58頁参照）。

第Ⅲ章

新病院の建物の特徴

新病院は13万7200㎡の敷地内に、延べ床面積4万4504・2㎡、地上8階建ての鉄筋で、病院本体は地盤の比較的よい中央部に配置し、その北側に患者及び一般来客用の駐車場730台、南側には職員及び業務用の駐車場として770台の合計1500台分を整備した。建物の西側部分に外来部門を配置し、その形状が空を飛ぶ雁が隊列を組んで渡っていく姿に似ていることから、分節雁行型と呼んでいる（下写真）。建物は自然との共生を目指しており、周辺の自然環境とよく調和している。

病院の正面玄関横には広大なエントランススペースがあり、大災害時のトリアージに使うことができる。構造上の大きな特徴はあらゆるところに光をふんだんに取り入れていることである。院内に入ると自然光を取り入れた明るい開放的なホスピタルモールが広がる。外来は、外待合と中待合に分かれるが、中待合からは外部の自然を

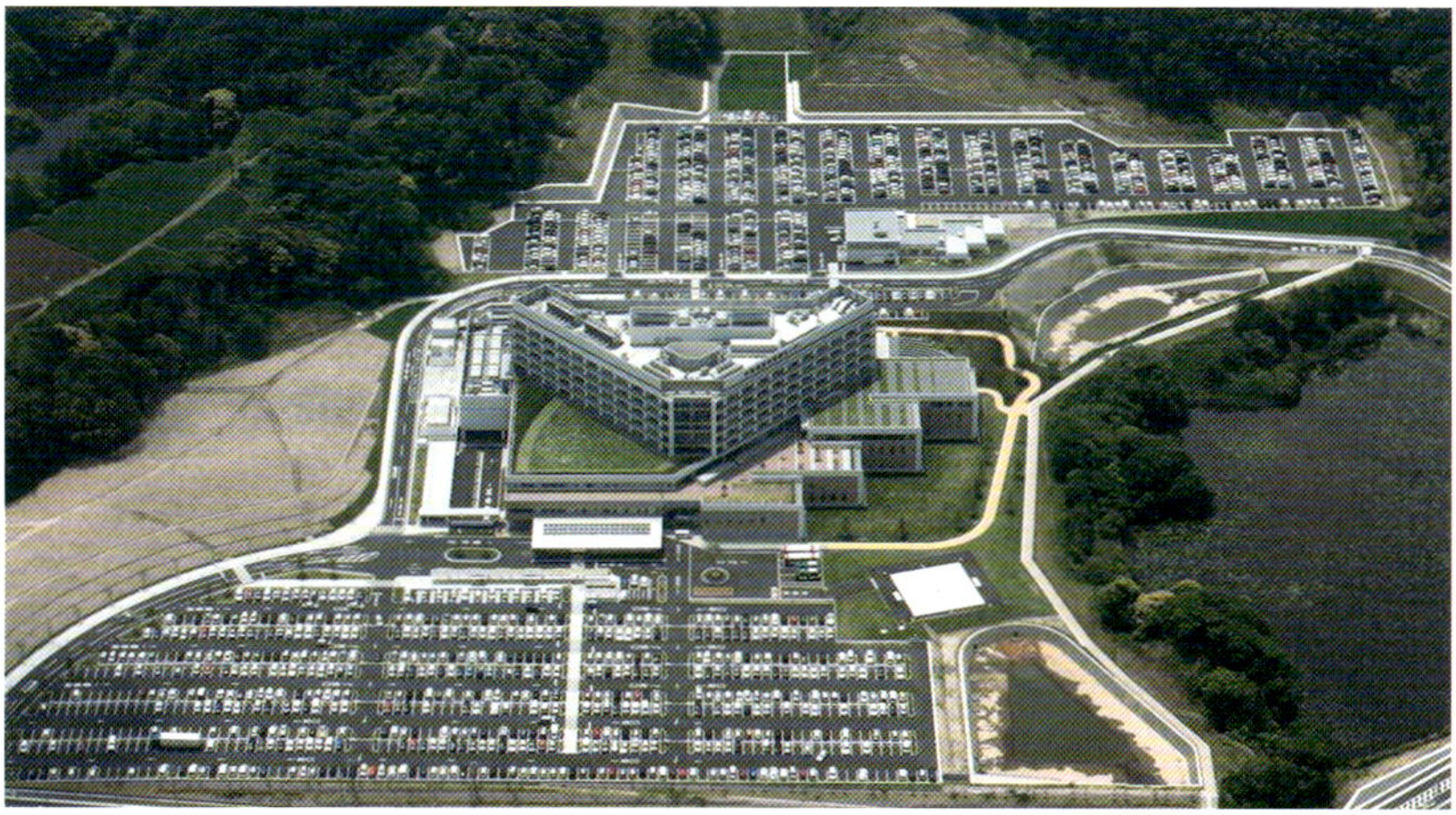

見ることができ、大変、明るい空間となっている。
病室は自然光の採光に適した三角の形状で、病室内は明るく、晴れた日には富士山が眺望できる。

[1] 地震に対する強度

新病院の建物の特徴は地震に対する建物強度の強化（図15）と省エネルギー構造（エコホスピタル）（図16）である。

第一の特徴である建物強度の強化は、東海地域で発生が予測される地震対策と平成23年3月11日に発生した東日本大震災の惨状からその必要性が改めて認識された。東日本大震災は、また、医療機関における震災対策に必要な事項を明らかにした。隣接する御前崎市に原発が存在することからも、東京電力福島第一原発メルトダウンの被害の甚大さを目のあたりにして、その緊急性と重要性を認識することになった。すなわち、病院にとって命綱となるスタッフとライフラインの確保、病院機能を維持するための建物の免震化、電力と通信手段の多重化、水や食料の確保、ヘリポートの設置等である（図17）。新病院ではこれらを備え、概念的には、災害時に重要業務を中断させないこと、事業が中断した場合でも目標復旧時間内に重要な機能を再開させること、及び業務中断に伴うリスクを最低限に抑える、という事業継続計画Business Continuity Plan（ＢＣＰ）を目指している。

具体的には、建物全体を免震構造としたほか、災害時に備え、発電機2台の運転で非常用の電力の6割を72

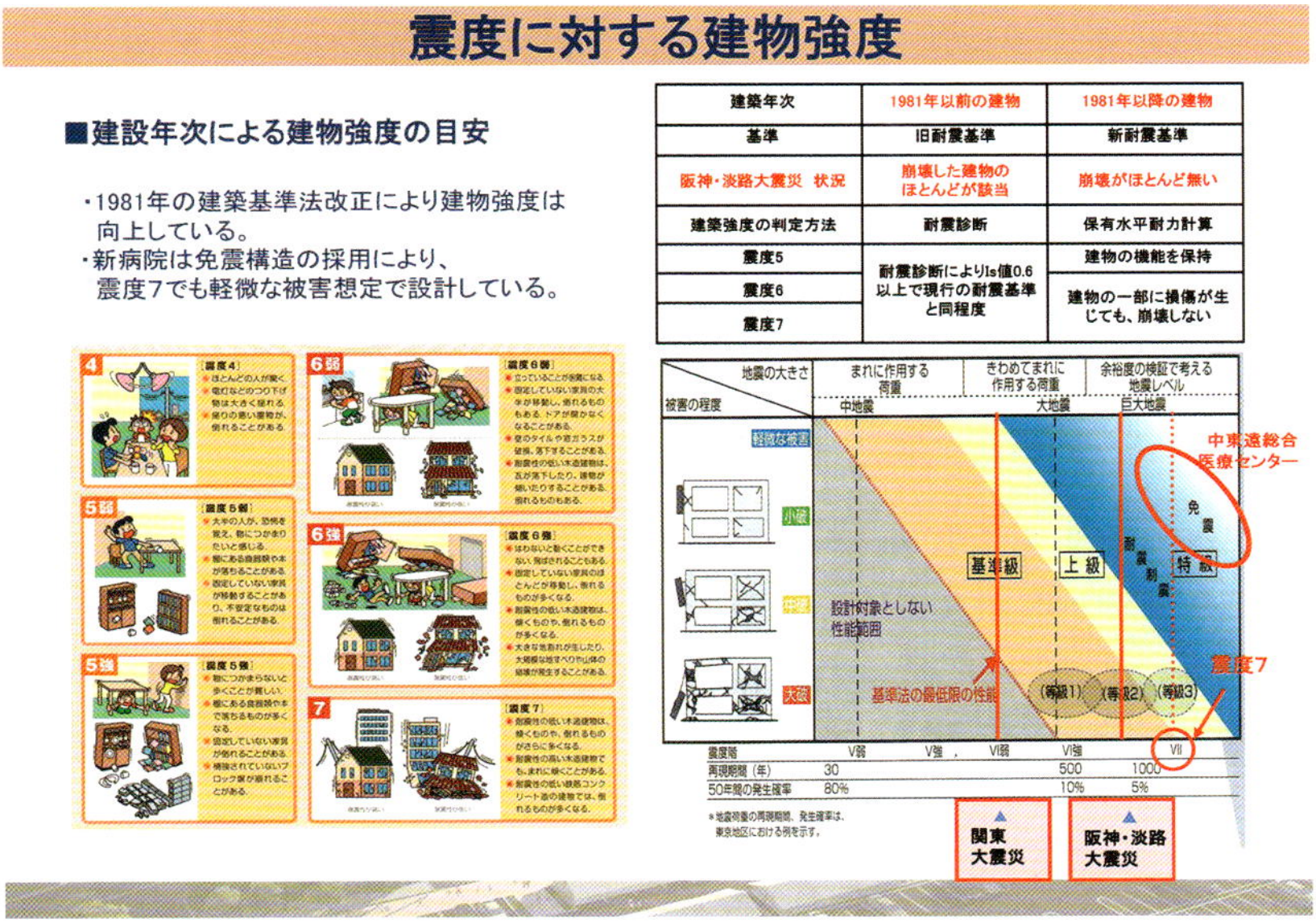

図15　震度に対する建物強度

地震の震度の強さと建物強度及び過去の大地震を比較して図示。

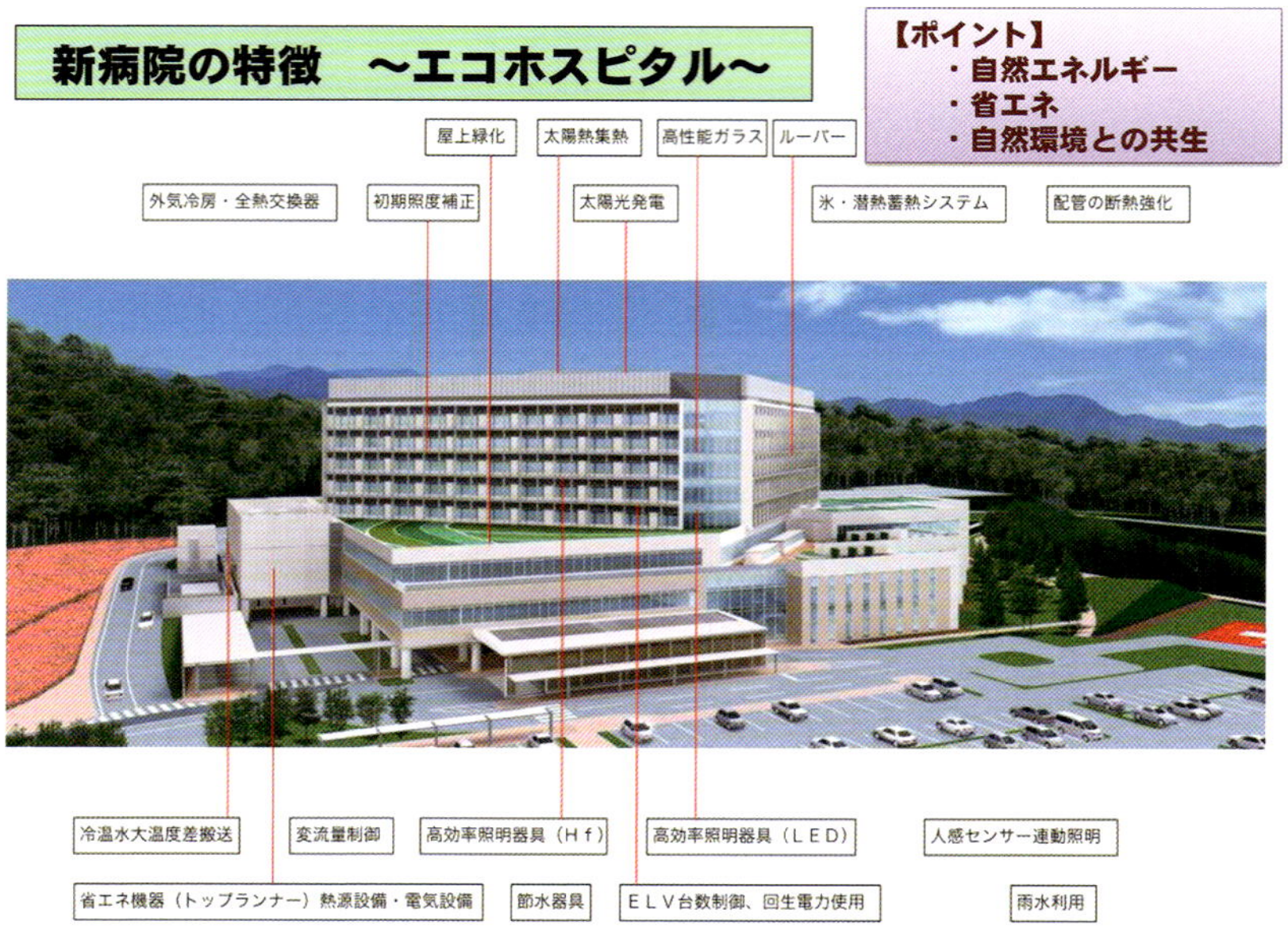

図16　新病院の特徴 ～エコホスピタル～

自然エネルギー、省エネ、自然環境との共生の視点からエネルギー効率を高めた中東遠総合医療センターの全体図。

時間供給可能な備蓄用の燃料を確保し、受水槽に３日分の上水を貯留し、公共下水道が崩壊した時を想定し、約７００㎥の汚水貯留槽を設置している。他に中電より常時線／予備線の２回線で受電し、医療ガスも酸素、空気、笑気、窒素ガスは、マニホールドに７日分貯留している。

2 エコホスピタル

第二の特徴の省エネは、費用対効果を踏まえた総合的な環境対策を実施し、国内トップクラスのエコホスピタルとしたことである。そもそもゴルフ場であった自然環境を生かし、敷地の造成範囲を最小限に抑え、周囲の自然と一体になった病院とした（47頁写真）。また、太陽光エネルギーの利用や屋上緑化、断熱ガラスや高効率照明器具の採用など、院内のいろいろな箇所を工夫し、エネルギー効率を総合的に高めている（図16）。

東日本大震災の教訓

医療施設における震災対策

○病院にとっての命綱
- 医療スタッフ、電気、水、通信手段、医療ガス、（排水）

○病院機能を維持するための重要な対策
- 建物の免震化
- 電力の多重化（２回線受電、非常用電源の確保）
- 通信手段の多重化（衛星携帯電話、防災無線、災害時優先電話等）
- 水・食料・医薬品、燃料等の備蓄、エレベーター復旧体制
- ヘリポートの設置

○あらためて明らかになった項目
- 免震構造による建物の保全性と機器・材料への二次被害の少なさ
- 非常用発電（電源確保）の重要性と供給先の選択

図17　東日本大震災の教訓

東日本大震災から学ぶ震災対策のポイント。

第Ⅳ章
開　院

病院の建物は、平成25年3月に完成し3月21日竣工式が行われ、3月23日と24日に市民に対する内覧会が開催された。

1 開院日の設定と患者等の搬送などの開院準備

開院日は平成25年5月1日とした。

開院日の決定にあたっては建設工事の完了時期が最大の要因となるが、その他に患者数が少なく業務が落ち着いている時期、新人スタッフが業務にある程度慣れていること、予約入院患者が少なくなる土日等が多い時期などが挙げられ、最終的にゴールデンウィーク連休中の5月1日となった。

最も重要な課題は、入院費の保険算定上、旧病院に残っている入院患者を、開院当日に新病院へ安全に搬送し、そのまま入院を継続することであった。

事前の準備として、まず、業者の選定を行い、次いで両病院の部門担当者の選任、業者との搬送手順の打合わせをし、最後に業務量と搬送患者を減らすため事前にできるだけ入院患者を削減し（軽症患者の退院転院）、開院前の救急診療の縮小等を行った。

２ 開院日の状況

開院当日、掛川と袋井の旧病院から96名の入院患者（当日、ベビーが一人誕生）を、重症、中等症、軽症に区分し、救急車、タクシー、バスを使用して搬送した。当日の天気も心配されたが、幸い、快晴であった。昼食を新病院で食するよう、早朝から分刻みで患者を搬送した。具体的には、出発する旧両病院で本人確認を行い、新病院へ搬送し、新病院で受付して本人確認した後、お昼までに当該病棟へ移送した。すべての地点に担当者を配置し、新病院のスタッフ約１０００人が総出で対応し、無事、開院を果たすことができた。

前日までの物品の引っ越しの総量はトラック３５０台に上り、引っ越し費用の総費用は約７６００万円であった。

開院当日、外来診療は休止したが救急部門は救急患者を受け入れた。開院日から救急部門は、大変、多忙であったが、救急科の医師やスタッフの頑張りにより対応できた。

こうして中東遠総合医療センターの最も長い１日が終わった。スタッフ一同、万感の思いであった（図18）。

96人患者移送「一番長い日」

中東遠総合医療センター開院ルポ

スタッフ千人総力■福祉タクシー、バスで引っ越し■男児誕生も

全国初の自治体病院統合で1日に誕生した中東遠総合医療センター（掛川市菖蒲ケ池）。初日は閉院した掛川市立総合病院（同市杉谷南）と袋井市民病院（同市久能）から、入院患者計96人を搬送し、無事全員を受け入れた。三つの病院を合わせたスタッフ約千人が総力を挙げた作業。他の自治体や医療関係者らの注目が集まった1日を追った。

午前7時、新病院の救急外来横の廊下の特別本部に病院職員らが集合した。白衣は病棟看護士、青衣は救急関係スタッフ。掛川市消防本部の救急救命士、患者搬送の段取りを支援する運送業者も顔をそろえた。到着した名倉英一院長は「慌てずゆっくり確実に。みんなで新病院の一番長い日を乗り切ろう」と訓示した。

30分後、民間5社の福祉タクシーやバスが掛川市立総合病院から患者運搬を開始した。「在宅の経験はあるが緊張する」とタクシー会社社長。ほぼ同時刻に袋井市民病院からも救急車で第1便が出発した。

その直後、掛川市立総合病院ロビーに急病発生を告げる無線の音が響き渡った。市中央消防署に待機していた予備救急車2台のうち1台目が出動した。さらに20分後にも2件目の救急司令が入り、2台とも出払う事態に。「こんな日に限って。次は患者運搬用の救急車を回すしかない」と市担当者はこぼした。

新病院では兵庫県で自治体病院統合を進める医療関係者3人が朝から患者搬送を見守った。視察団の1人は「見ている方も緊張しますね」。管内を巡回した名倉院長は「順調な流れだ」とスタッフを激励した。

慌ただしい作業の途中、新病院に、掛川市立総合病院で3090㌘の男の子誕生―との連絡が入った。「旧病院最後の産声」にスタッフの緊張も一瞬和らぎ、笑顔が広がった。昼前には当初の予定に新生児1人を加えた96人の患者搬送を無事に完了し、特別本部を解散した。

作業が一段落した午後4時からは新病院の大会議室で辞令交付式があった。所属長ら約40人を前に、名倉院長が「何ら問題なく患者を搬送できた。みなさんに感謝する」とあいさつし、大仕事を締めくくった。

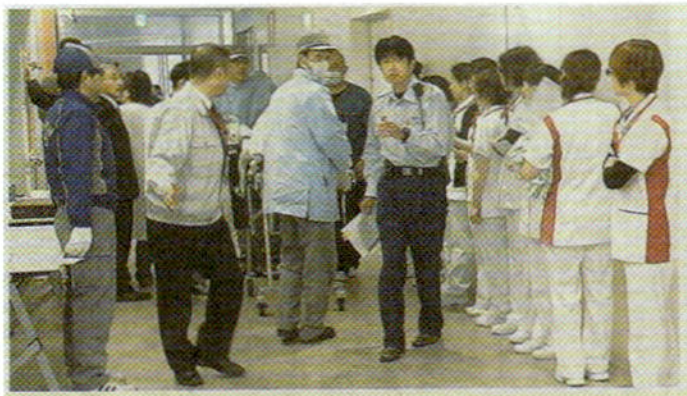

看護師が見守る中、重症患者を搬送する救急隊員＝1日午前7時55分ごろ、掛川市菖蒲ケ池の中東遠総合医療センター

図18　開院時の新聞報道

中東遠総合医療センター開院時の新聞報道。

※平成25年5月2日『静岡新聞』より

第Ｖ章
開院後の経営戦略と運営状況

開院直後の外来は、大変な混雑を呈したが、次第に落ち着いた。

開院当初の５月の平均入院患者数は２７６人（病床利用率55・２％）であったが、３カ月後の８月には４１０人（82・０％）となり、以後、80％以上を保っている。以下、開院後の経営戦略と運営状況について述べる。

1 統合の効果

今回の病院統合のねらいは、中規模病院を統合して５００床の基幹病院としての機能に高めることである。そのためには医師確保に加えて医療資源を集約して診療圏の医療サービス提供体制の効率化を図り、診療圏における病院間の連携機能を強化することである。

中東遠総合医療センターは５００床の基幹病院になったことから、両病院の許可病床数、掛川病院４５０床、袋井病院４００床の計８５０床から新病院５００床となり３５０床を削減できた。

⑴ 医師とスタッフの確保

最大の懸案事項であった医師確保については、開院時の医師93名（正規80名、初期研修医8名含む）が平成27年度には114名（同94名、同17名含む）となった。2年で単純に21名増した。増員の要因としては、大学医局からの支援が継続されたことに加え、研修医の応募者の増加とその残留、優秀な医師の招聘、および病院の評価が上がったことによると思われる医局以外の公募者の増加が挙げられる。しかし、医局以外の応募者の中には入職後、大きな医療事故を起こしたケースもあり、医局を介せば、医療事故が皆無というわけではないが、医局を介さない医師の採用の際に留意すべき点である。

また、看護師については、前述したように、開院時に7対1を維持できる人数（487名）を確保でき、平成27年度当初では518名となっている。看護師は、中東遠医療圏の5市1町で運営している東海アクシス看護専門学校の卒業生に加え、開院後も他地域の病院からの応募者もみられる。

コメディカルスタッフも、現給保障の効果もあり、両病院からはほぼ全員が新病院へ移り、新病院での基本的な業務は遂行できる水準で開院した。しかし、医療の質の更なる向上のため、必要と考えられるスタッフは、開院後も積極的に採用している。特に事務スタッフは病院の運営だけでなく、さまざまな診療機能を整理して分析し方向性を考える上で、その役割は重要と考えられる（表3）。

⑵ 診療機能の強化

二つの病院の医師が集約された結果、開院時にはいくつかの診療科において医師数が増強された。循環器科

表３　開院後の職員数の推移変化

平成25年５月１日（開院時）と平成29年４月１日の職員数の比較。

職種	平成25年５月１日					平成29年４月１日					開院時との比較				
	正規	派遣	嘱託非常勤	研修医	合計	正規	派遣	嘱託非常勤	研修医	合計	正規	派遣	嘱託非常勤	研修医	合計
医師	80	0	5	8	93	102	0	4	20	126	22	0	▲ 1	12	33
医療技術員	121	0	21		142	150	0	20		170	29	0	▲ 1		28
看護師	487	0	76		563	523	0	61		584	36	0	▲ 15		21
事務・SPD	10	32	33		75	44	19	55		118	34	▲13	22		43
看護助手医療事務	35	0	63		98	28	0	63		91	▲7	0	0		▲7
計	733	32	198	8	971	847	19	203	20	1,089	114	▲13	5	12	118

開院後、医師は33人増

は8名、脳神経外科が6名となり、虚血性心疾患や脳卒中の救急診療が格段に強化され、病院の強みもより明確となった。その他、外科や整形外科などもスタッフ数が増え、地域においても高度医療の基幹的役割を果たすことができるようになった。さらに、袋井病院では常勤医がいなかった産婦人科、小児科、皮膚科、耳鼻咽喉科の医師が常勤となり、袋井市民へのこれらの診療科の医療が提供されるようになった。

しかしながら、最も強化された診療部門は新設された救急科である。救急は地域医療で最も重要な領域であり、また、病院勤務医が疲弊する要因でもある。本当に幸いなことに、名古屋大学救急・集中治療医学教室の全面的な協力を得て開院時に設置することができた。これについては、後述する。

2 開院後の経営戦略と運営目標

二つの組織文化を持つ病院統合なので業務の考え方や手順に違いがあるのはやむを得ない。開院時はすべてリセットして始めるので、最初に業務を開始して安定的な状態に持っていく段階と、安定期になってからそれを維持して恒常状態へ移行しさらに発展してゆく段階へと2段の戦略を取ることとした。航空機に例えれば、離陸と恒常的安定飛行である。

(1) 業務の開始から安定状態に移行する段階

最初の業務の開始から安定状態へ移行、即ち、開院から当初1年ほどの戦略目標を、「医療を安全・安心に行うこと」とした。

その準備として、まず開院の1年以上前から、両病院の業務フローを協議した。

次に、両病院間での人事交流を試みた。当初、人事交流の期間を半年と提案したが、部署により必要性の意識に相当の差があり、かつ、それぞれの部署、さらに両病院の事情もあったので最終的には1カ月に短縮された。さらに残念なことに、派遣されたスタッフ数も必ずしも多くはなく、業務の統一に関する効果は限定的ではあったが、顔見せの効果はあった。そこで、業務手順の統一に関しては、直前に行った新病院での模擬運営に力を注いだ。しかし、意識のずれや準備の時間の少なさのために、4回行ったがこれも十分とは言えなかった。旧病院をそれぞれ運営しながらの病院統合は容易ならざる事業である。

この難題を乗り越えるために、開院時に、全職員に開院時の行動指針と年間の運営目標を提示した（表4、表5、表6）。

とにかく、開院初年度は安全な業務運営の施行に最大の重きを置いた。

⑵ 安定状態から恒常状態への移行

2年目以降は医療の質の向上と健全経営へ努力を払い、研修機能の強化を一貫して重要視した。もちろん、この方向性は2年目から急にではなく開院当初から示していた。

病院運営目標の明示は我々のような異なる伝統文化を持つ統合病院の運営においては特に重要だと考えてい

表４　開院時の行動指針

【平成25年度（開院時）の目標】

良質かつ安心・安全な医療サービスの提供体制を確立し、市民から信頼され親しまれる病院を目指す。

→第三者の評価 ⇔ 来年度に機能評価を受審し、高得点を目指す。

【平成25年度（開院時）の行動計画】

1．新病院における安全かつ効率的な診療システムの構築
　→毎日が実践の場、定期的に全体の見直し
2．各部署での年間の業務計画の策定と業務改善目標の設定
　⇔良質な経営 → ６月末までに計画策定し、２月に結果の発表会
3．市民への広報活動
　▪様々な媒体を通じての広報活動
　▪掛川・袋井両市民への医療市民講座の開催
　　→掛川・袋井両市民と周辺の住民からの信頼を得る
4．各職域で院内・院外関係者のカンファランスを定期的に開催
　→院内スタッフと認識を共有し、院外関係者と連携
5．臨床研修の充実
　→医療の質の向上に不可欠

表５　平成25～26年度の年間運営目標

【平成25年度】

医療の質の向上
- 安全かつ効率的な診療システムの構築
- 特に運用と診療の手順統一に重点

健全経営体制の構築
- 各部署の業務計画策定と業務改善目標の設定
- 計画的な業務拡大から安定稼働へ

臨床研修の更なる充実
- 院内全部署でのカンファランス定期開催
- 院外カンファランス開催による連携構築
- 平成26年度初期研修医６名確保

【平成26年度】

医療の質の向上
- 日本病院機能評価機構による機能評価の受審体制構築
- 日本病院会のQIプロジェクトへの参加
- 総合入院体制加算の届け出
- 救命救急センターの指定準備

健全経営体制の構築
- 業務改善とスタッフ配置の見直し
- 診療手順の効率化
- 診療材料等の適正な購入と管理の合理化

臨床研修の更なる充実
- 全職員への研修実施体制の確立
- 人材育成プログラムの策定
- 平成26年度初期研修医６名確保

表６　平成27～28年度の年間運営目標

【平成27年度】

医療の質の向上

- 救命救急センター指定
- 病院機能評価受審
- 地域医療支援病院の承認に向けた準備

健全経営体制の構築

- 無駄の削減と歳出の見直し
- 診療単価の向上
- 効率的な診療手順の構築と適正なスタッフの配置

臨床研修の更なる充実

- 前期研修医及び専門医研修プログラムのバージョンアップ
- コメディカル部門の研修機能の拡充

【平成28年度】

医療の質の向上

- 地域医療支援病院の承認
- 診療システムの改善
  - ・救急診療体制の見直し
  - ・外来待ち時間の改善
- QI プロジェクトの内容の検証と改善
- 新公立病院改革プランの策定

健全経営に向けた改革

- 無駄の削減と歳出の見直し
- 各種加算の算定と診療単価の向上
- 適正なスタッフの配置と業務の効率化

臨床研修機能の強化

- 医師の前期研修の見直しと後期研修体制の構築
- 全職腫の研修システムの構築

る。当院の運営方針の柱を三つに絞った。第一は「医療の質の向上」、第二は「健全経営体制の構築」、第三は「臨床研修機能の強化」である。医療の質、経営、研修の三つのポイントを重要視した。毎年度、三つの柱ごとに具体的な目標を定め、職員に周知し、達成に向けた取り組みを推進するよう指示した（表5、表6：前述）。

更に、これらを具体的に実行するため、開院年度の当初から、院内の各部署に、年間の目標を立てることを求めそれを発表する会を7月頃に開催し、翌年2月頃にその結果と成果を報告する会を催すこととした。これは二つの組織文化を融合させるための重要な方策のひとつと位置付けている。一緒に業務を見直し年間目標を考えることで部署内スタッフの間の認識が共通になり理解が深まる。報告会では他部門の発表も聞けることから他部門の業務を理解でき、医療の質向上に最も重要となるチーム医療の推進を図ることができる。

平成26年度の院内14部門の発表内容を図19に示したが、手術件数や加算取得件数などの診療実績に関することのほか、紹介率・逆紹介率、サマリー記載率、薬剤診療材料値引率などさまざまであるが、すべての部門が病院目標の達成に向け努力する意識を持つことが大切だと考えている。さらにこの発表会には市の幹部や市議会議員もお招きし、行政や議会の関係者に病院の業務改善への取り組みを理解いただく重要な機会と考えている。この部門別目標発表の実施にあたっては、裏方としての有限責任監査法人トーマツ（以下トーマツ）のスタッフの支援が大きく貢献している。

医局についても開院2年目の平成26年度から診療科ごとの目標設定管理をスタートさせた。今後、この取り組みをどのように発展させ、病院の質向上、経営改善に役立てていくかが課題である。

中東遠総合医療センター経営計画・部門計画

平成26年度
―― 部門別行動計画目標発表会 ――

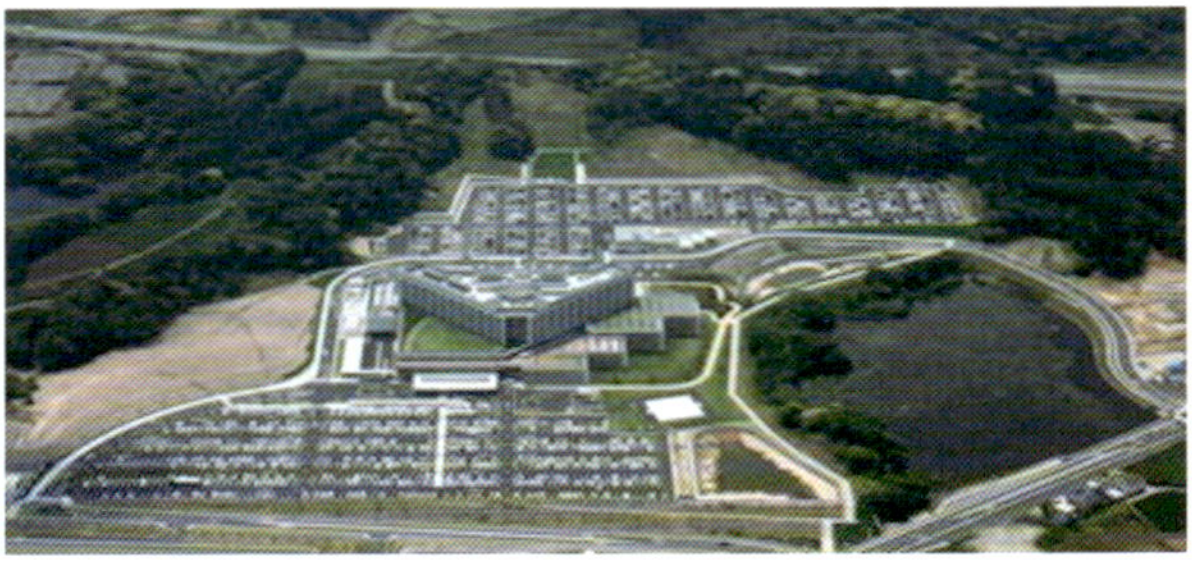

日　時：平成26年7月14日（月）17:30～
会　場：大会議室

中東遠総合医療センター経営健全化プロジェクト

部門別行動計画成果発表会プログラム

17:30～　**院長挨拶**
17:40～　**発表（各3分）**

18:50～　**経営幹部1分コメント、院長挨拶**

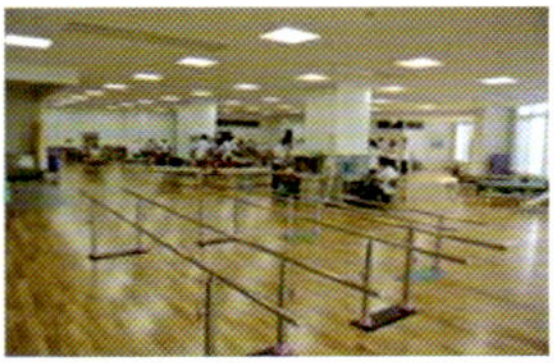

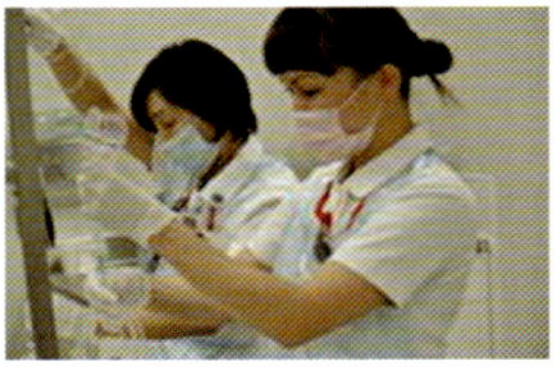

図19　平成26年度部門別行動計画発表会と成果発表会のプログラム

上段に平成26年度部門別行動計画目標発表会の案内、下段に成果発表会のプログラムを示す。

⑶ 病院の理念と基本方針、診療業務の基本、職員の研修計画

病院の理念を明確にすることは病院の運営で最も重要なことである。当院は二つの自治体病院の統合なので、掛川市と袋井市両市の高度医療の基幹病院であることが基本である。次のように定めた。

「中東遠総合医療センターは、掛川市及び袋井市をはじめとする中東遠地域の基幹病院として、すべての人に質の高い医療を提供し、愛され、信頼される病院を目指します。」

また、具体的な内容として、

1　地域連携のもとに、地域住民にとって必要とされる患者中心の質の高い医療を提供します。
2　地域の救急体制の核として、充実した救急医療を行います。
3　保健・医療・福祉の連携のもとに、地域住民の健康増進と健康管理に貢献します。
4　災害時には命を守るための拠点となります。
5　職員が誇りと働きがいを持って地域医療に尽くすことができる職場環境を整備します。
6　良質な医療を提供するため、教育、研修を充実します。
7　持続的かつ安定的な健全経営を実現します。

という7項目を基本方針とした。

基幹病院の機能として全体としては標準的であるが、特に5番目の働きがいを感じることと職場環境の整備

に重きを置くことを明確にすることは当院の特徴で、今後、スタッフの確保に重要な事柄と考えている。また、現在の医療の根底となるものは医療安全と院内感染の考え方の徹底で、安心・安全な診療業務を遂行する上で最も基本となるものである。このため、私自身がこれらの委員会運営の中心となって運営した。医療安全と院内感染の委員会を開催する前、事前に関連のスタッフと協議し、資料の作成から論点の整理まで行い、周到に準備した。会議の席では、分かりやすく進行し、考え方の理解に努めた。特に看護部門は、実際に診療行為を行う主役なので、リーダー的な看護師は、いずれかの委員会かその下部組織に所属させ、主任以上への昇格に必要な経験とした。

医療では、人材育成が必須なので、医師以外は、入職後の年数に応じて、新人から部署の業務に慣れる時期、リーダーとして育つ時期、管理的な業務に関わる時期に分け、それぞれ部門ごとに研修計画を立案するよう求めた。

(4) 業務の流れ（フロー）と診療業務マニュアルの作成

二つの異なる病院組織文化を融合し、質の高い病院運営を行うため、新たに診療業務の運用手順を取り決め、新たな組織文化の構築を図った。骨子は、それぞれの診療業務の手順をすべて洗い出し、その骨格を確認して業務の流れを明確にし、可視化したフロー図を作成することと、もう一つはそれらの手順の業務マニュアルを作成することである。

例えば、平日日勤帯の外来診療を例に挙げると、全体の診療は、図20に示す構図となる。外来患者は、すべ

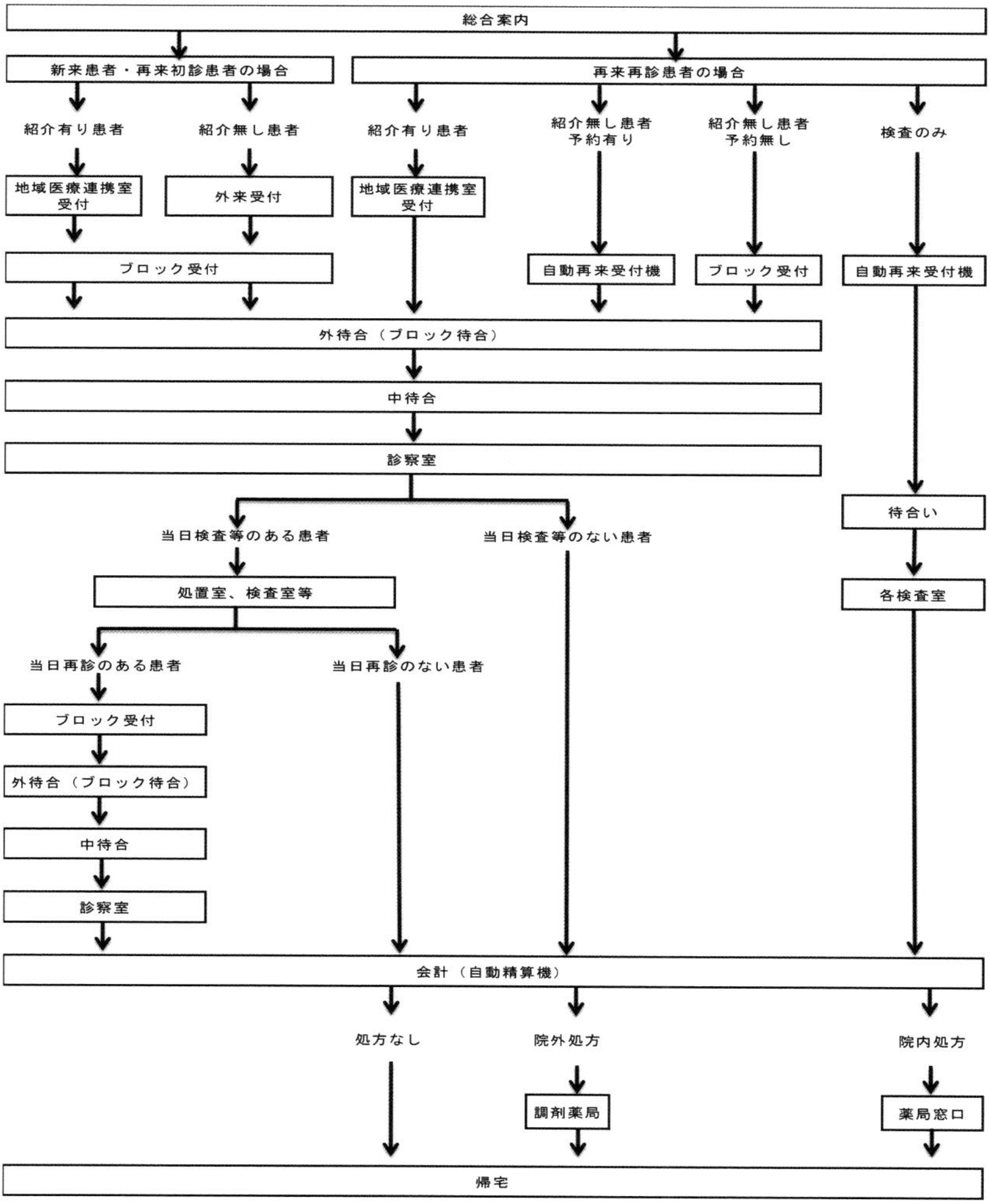

図20　外来業務（平日勤務帯）の流れ（フロー）

て、総合案内を経由する。ここには師長または副師長がおり、新患と再来患者、紹介状がある場合とない場合で判断し、それぞれ、地域連携室受付、新患受付、自動再来受付へ案内する。その後、患者はブロックごとの外待合、中待合、診察室へ行き、診察の結果、検査・処置・処方がある場合とない場合で、それぞれの流れに沿って案内される。

具体的な流れとして新患外来患者で紹介状のある場合の診療フローを図21に示す。患者は、受付、外来ブロック受付、診察、診療後の治療・検査・処置、会計、処方の段階を経て診療を終えるが、それぞれの段階における業務内容を明らかにして図に明示している。これにより業務全体の手順と各職種の果たす役割が可視化され、共通の認識となる。フローに記載されているそれぞれの業務については、マニュアルを作成している。

入院患者の場合は予定入院か緊急入院に分けられる。

図22に予約入院患者の入院から退院までの流れを示す。外来での入院決定から、入院当日の来院受付、病棟への案内、病棟での治療または検査終了後の退院決定と手続き、退院会計から帰宅までの流れを示し、各段階での業務内容を明らかにしている。さらに全体を理解しやすいように関連する外来の部署と病棟の構造を例示し、個々の手順についてはマニュアルを定めている。

開院当初は外来、入院、救急医療などの基本的な診療業務に関する業務フローとマニュアルを取り決めたが、その後、ほとんどの業務について取り決めた。現在では、中東遠総合医療センター診療業務総合マニュアルとして、「第1章　診療業務の流れ（外来患者の流れ、入院患者の流れ、救急外来患者の流れ、手術の流れ）」、「第2章　診療一般に関する取り決め（患者の権利、説明と同意、診療体制、記録、投薬、保険外資料、

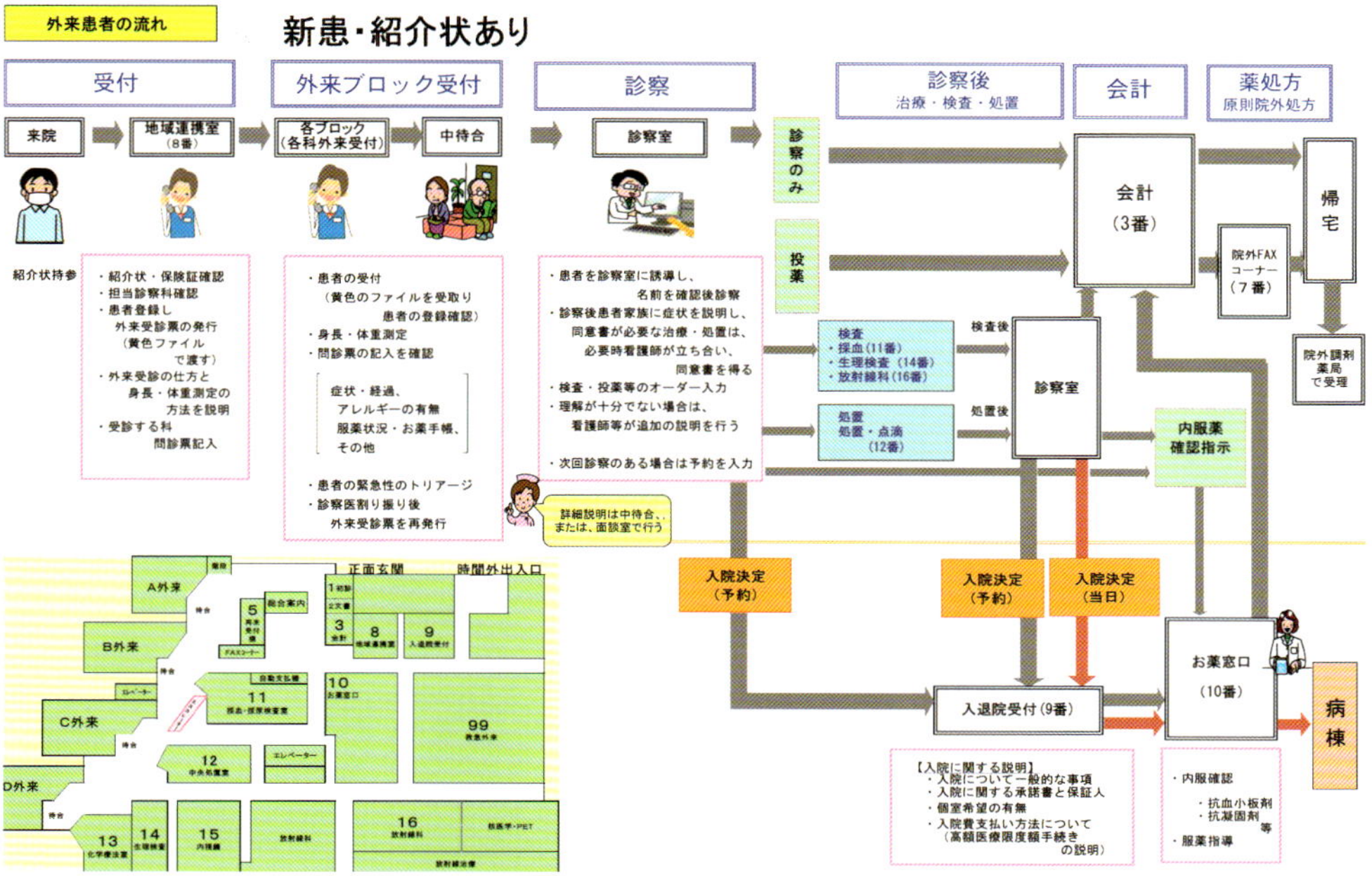

図21　紹介状を有する外来新患者の流れ（フロー）

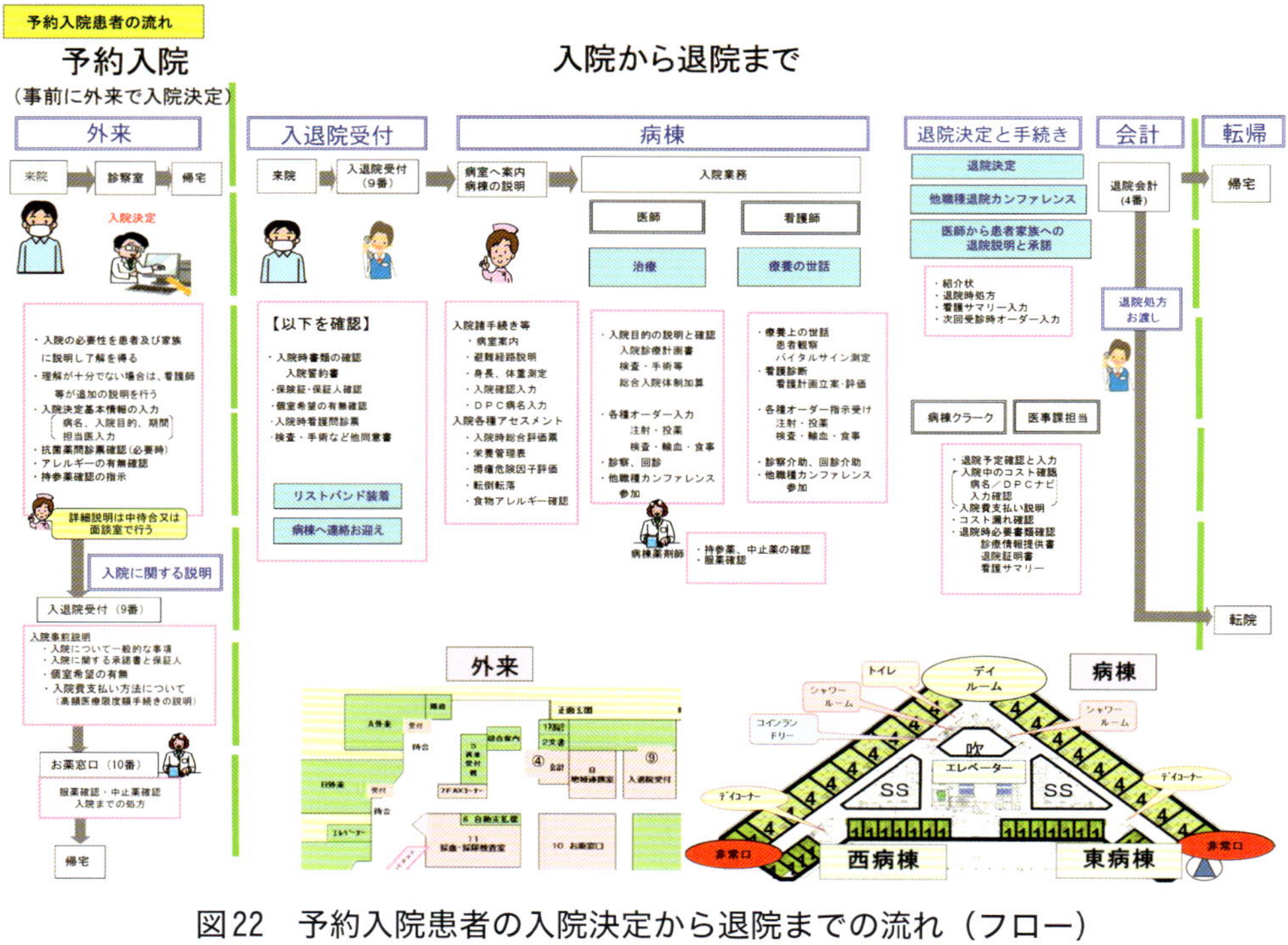

図22　予約入院患者の入院決定から退院までの流れ（フロー）

入退院時の取り決め、紹介・逆紹介、医療安全など）」、「第3章　診療業務マニュアル（外来、入院、救急医療、手術等）」に分けられて整理されている。

3 診療実績と診療単価

(1) 中東遠総合医療センターの平成25年度（開院年度）から平成28年度までの診療実績

開院年度の平成25年度から平成28年度までの入院、外来、救急、地域連携、及びその他の診療実績の変化を表7に示す。

1日当たりの平均入院患者数は、開院年の平成25年5月の276人からスタートし年間平均では平成25年度395人（病床利用率79％）、平成26年度425人（同84・9％）、平成27年度428人（同85・6％）、平成28年度443人（同88・6％）と順調に増加している。年間延べ患者数は平成25年（11カ月）の13・2万人から平成28年度の16・2万人まで増加した。

平均在院日数は、開院年度から4年間は10・0～10・5日である。

1カ月当たりの新入院患者数は、開院以来、毎月1072～1185人と、中東遠医療圏におけるシェアはトップであり大きな強みとなっている。外来1日当たりの受診者数は、平成25年度の1171人から平成26年度1262人、平成27年度1283人と、いずれも統合前の旧病院の合計数より多い患者数となっている。

とりわけ救急部門の実績は素晴らしく、開院初年度は、救急車の年間搬送数5887台、うち入院患者数は

表７　平成25年度から平成28年度までの診療実績

中東遠総合医療センターの診療実績の推移

項目		平成25年度（11カ月）	平成26年度	平成27年度	平成28年度
入院	一日平均患者数(人)	395	425	428	443
	年間延べ患者数(人)	132,295	155,011	156,702	161,569
	病床利用率(％)	79.0%	84.9%	85.6%	88.6%
	平均在院日数(日)	10.4	10.0	10.2	10.5
	一月当たり新入院患者数(人)	1,072	1,185	1,162	1,170
	診療単価(円)	56,452	58,416	60,289	59,377
外来	一日平均患者数(人)	1,171.0	1,262.4	1,282.7	1,267.9
	年間延べ患者数(人)	261,135	308,015	311,698	308,100
	診療単価(円)	11,007	12,019	12,740	13,144
救急	年間救急受診患者数(人)	20,113	23,832	22,335	21,721
	年間救急搬送患者数(人)	5,431	5,761	5,649	5,532
	一月当たり救急搬送患者数(人)	494	480	471	461
	救急搬送患者の入院割合(％)	40.8%	40.8%	41.7%	43.9%
地域連携	紹介率(％)	59.7%	54.6%	68.1%	71.2%
	一月当たり紹介患者数(人)	975	1,107	1,152	1,161
	逆紹介率(％)	43.4%	66.0%	84.3%	86.1%
	一月当たり逆紹介患者数(人)	1,173	1,187	1,280	1,308
その他	年間手術件数(件)	3,739	4,672	4,649	4,385
	うち全身麻酔件数(件)	1,676	2,109	2,104	1,989
	年間分娩件数(件)	517	567	581	621

２３９２人と県下で3番目に多く、２年目以降もこの傾向は続いた。平成27年8月には県下10番目となる救命救急センターに指定され、開院前に目指していた大きな目標の一つが達成された。

次に診療単価であるが、入院の平均単価は平成25年度が5万６４５２円で、以後、平成26年度5万８４１６円、平成27年度６万２８９円と増加し、平成28年度は診療報酬改定の影響で5万９３７７円と前年よりわずかに減少した。

外来平均単価は平成25年度1万１００７円、平成26年度が1万２０１９円、平成27年度1万２７４０円、平成28年度1万３１４４円と、毎年、着実に増加している。これは次項で述べるスタッフの業務改善と経営努力のおかげと考えている。必要なスタッフの確保が進めば、さらなる向上が見込める状況となっている。

わが国の保険制度に基づく診療機関である以上、今後の診療報酬と介護報酬の改定の影響を受けることは避けられない。

紹介率と逆紹介率については、毎年、少しずつ増加し、平成28年度は紹介率71・2％、逆紹介率86・1％に達し（82頁参照）、地域医療支援病院の基準を、十分、クリアし、後述するように平成28年8月に地域医療支援病院として承認された。

(2) 中東遠医療圏内の各病院の診療実績との比較

平成26年7月から平成27年6月までの中東遠医療圏の各病院の資料実績を静岡県がまとめた（平成28年度第2回中東遠地域医療構想調整会議資料より：図23）。

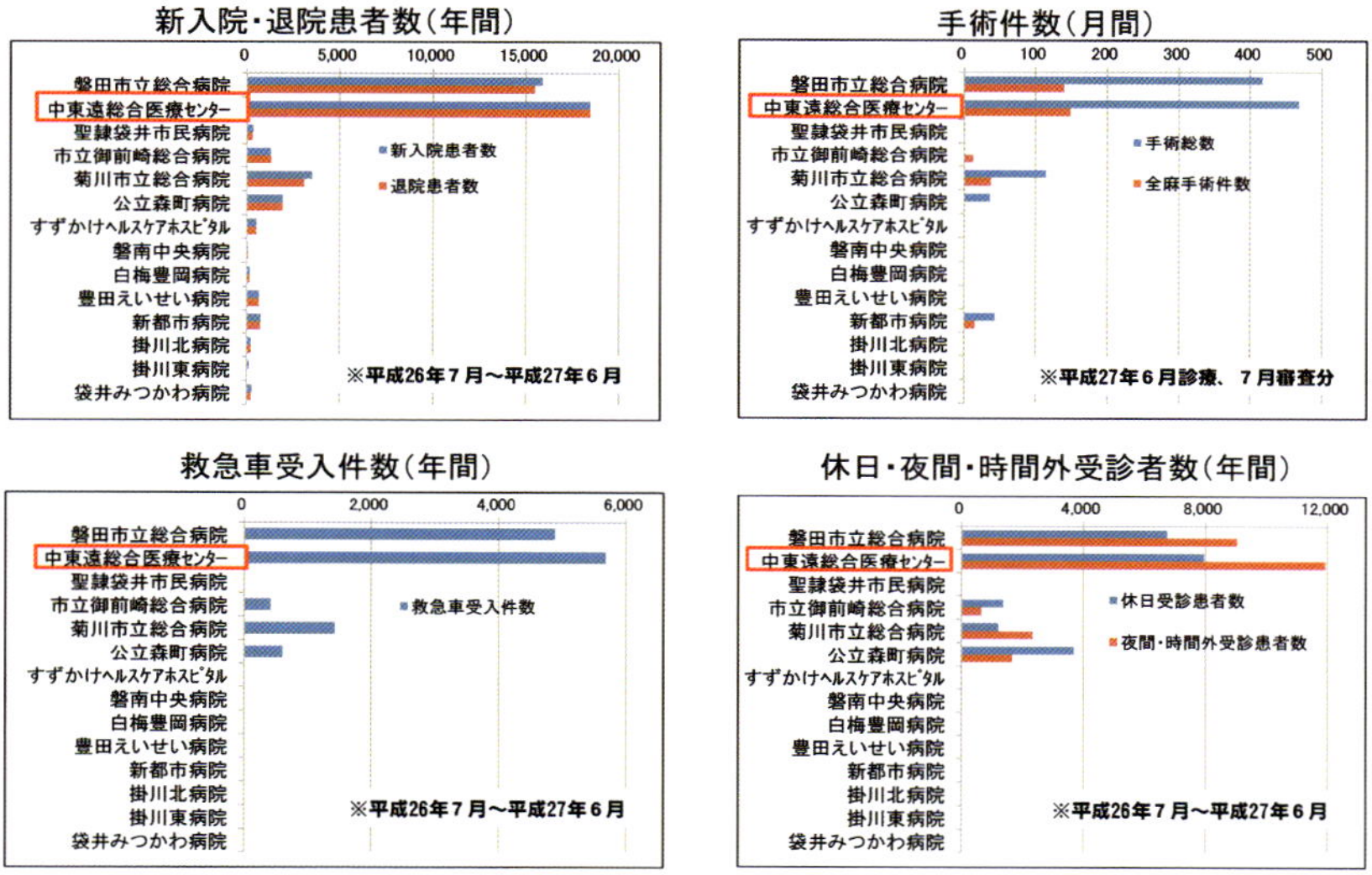

図23　中東遠医療圏内の各病院の診療実績

静岡県中東遠医療圏内の各病院の診療実績。
※「平成28年度第２回中東遠地域医療構想調整会議」静岡県作成資料より

これによると、中東遠医療圏の新入院・退院患者数、手術件数、救急車受入件数、休日・夜間・時間外受診者数のいずれの項目でも中東遠総合医療センターが第1位、磐田病院が第2位で、両病院で全体の大部分を占めており、中東遠医療圏が、掛川病院と袋井病院との統合構想時に想定した二つの基幹病院による二極体制が出来上がったことが示されている（図23）。

4 救急科の活躍と救命救急センター指定への道

(1) 救急科の新設

地域医療では救急部門の診療機能は必須である。ある程度以上の規模の病院では救急科を設置して責任者を決めるが、掛川病院と袋井病院には救急科は設置されていなかった。そのためもあってか、統合新病院の最初の診療科の案には救急科はなかった。

平成22年、著者が統合新病院の院長予定者としてこの計画に携わってすぐにこのことに気付いた。そこで名古屋大学救急・集中治療医学教室松田直之教授にお会いして掛川・袋井の病院統合計画を説明し、地域医療の核として救急科の設置と医師の派遣を依頼した。幸い、理解が得られ、支援されることになった。支援は、平成23年度から掛川病院への外来代務の派遣から始まった。

救急科は、開院当初は3名の医師でスタートしたが、翌平成26年度には医局から2名派遣され、救急専門医3名を含む5名の医師を配置でき、「断らない救急」を実践し、年間6千件弱の救急車搬送を受け入れるまでになった。救急部門の設置は、ほとんど困難との悲観的な予測が多かったが、松田直之教授の理解と決断で実現するに至った。しかも、厚労省が公表するDPC係数からみると、新病院の診療機能で最大の強みとなっている。これについては、後に詳述する。

⑵ 救急科の診療の実績

開院後の救急部門の活躍は、「断らない救急」をスローガンに、実際、本当に断らない救急診療を行った。

①救急搬送の改善

図24に救急部門設置前の平成25年1～4月まで（旧病院）と、設置後の平成25年5～10月まで（新病院）の救急医療の変化を示した。

救急車は現場に到着後、患者の状態を評価し、救急病院へ連絡して受け入れ可能の確認をしてから搬送する。この時、現場から病院選定のための問い合わせ回数2回以上の件数を比較すると、統合新病院開院以前は掛川消防23件／月、袋井消防30件／月であったが、それぞれ、5件／月、10件／月へと激減した。次いで、病院への連絡開始から搬送先選定完了までの所要時間が掛川消防2分26秒、袋井消防5分26秒から、それぞれ、1分22秒、2分50秒と半分になった。また、掛川消防と袋井消防の病院への搬送割合は、以前の掛川病院91・2％、袋井病院59・5％から統合新病院へ、それぞれ、94・3％、63・3％と増加した。中東遠総合医療センターへの救急科新設以降は、受け入れを断らずに直ちに対応することから、掛川市と袋井市における救急搬送の状況

1　現場から病院選定のための問い合わせ回数が２回以上の件数

	新病院開院前（平成25年1～4月）	開院後（平成25年5～10月）
掛川消防	23件/月	5件/月 ↓
袋井消防	30件/月	10件/月 ↓

2　搬送先病院選定所要時間（連絡開始～選定完了）

	平成24年	平成25年（5～10月）
掛川消防	2分26秒	1分22秒 ↓
袋井消防	5分26秒	2分50秒 ↓

3　各消防の掛川・袋井又は新病院への搬送割合

	平成24年	平成25年（5～10月）
掛川消防	91.2%	94.3% ↑
袋井消防	59.5%	63.3% ↑

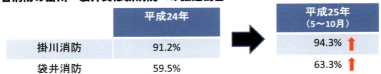

※平成２４年は、両消防ともに、掛川市立総合病院又は袋井市民病院のいずれかの病院に搬送した割合

図24　救急搬送に関する変化

中東遠総合医療センター開院前後の掛川消防と袋井消防の救急搬送の変化。袋井消防は袋井市と森町の救急に対応。

※資料提供：掛川市消防本部、袋井市消防本部

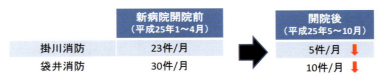

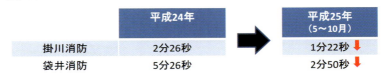

が著明に改善したことは明らかであった。

②中東遠医療圏及び静岡県における中東遠総合医療センターの立ち位置

図25に、開院後平成25年5月から平成26年3月までの11カ月間の中東遠医療圏の市町の消防の主な救急搬送先を示した。中東遠総合医療センターの総搬送数は５４３０件で、磐田病院の４３４8件より多く、掛川消防の94・５％、袋井森消防の71・６％、御前崎消防の８・７％、菊川消防の８・１％の搬送患者を受け入れた。中東遠医療圏の救急が東の中東遠総合医療センターと西の磐田病院とできれいに二極化されていることが事実として明らかとなった。

この搬送実績を静岡県内の他の救命救急センターの実績と比較した（図26）。磐田病院をはじめ、他の救命救急センター9施設と比較すると、救急搬送数は聖隷浜松病院に次いで2位であり、他の実績も、全く遜色のないものであった。

(3) 救命救急センターの指定

開院後の救急センターの人的配置及び救急診療の構造及び備品等は救命救急センターの指定条件を満たしており、開院後の平成25年度の中東遠総合医療センター救急科の診療実績は静岡県下の既存の救命救急医療センターと比較しても、十分に救命救急センターの指定資格を有すると判断された。そこで、平成26年5月から、保健所、医師会、周辺病院、消防署、地域医療協議会等へ静岡県からの指定に向けての働きかけを行った。平

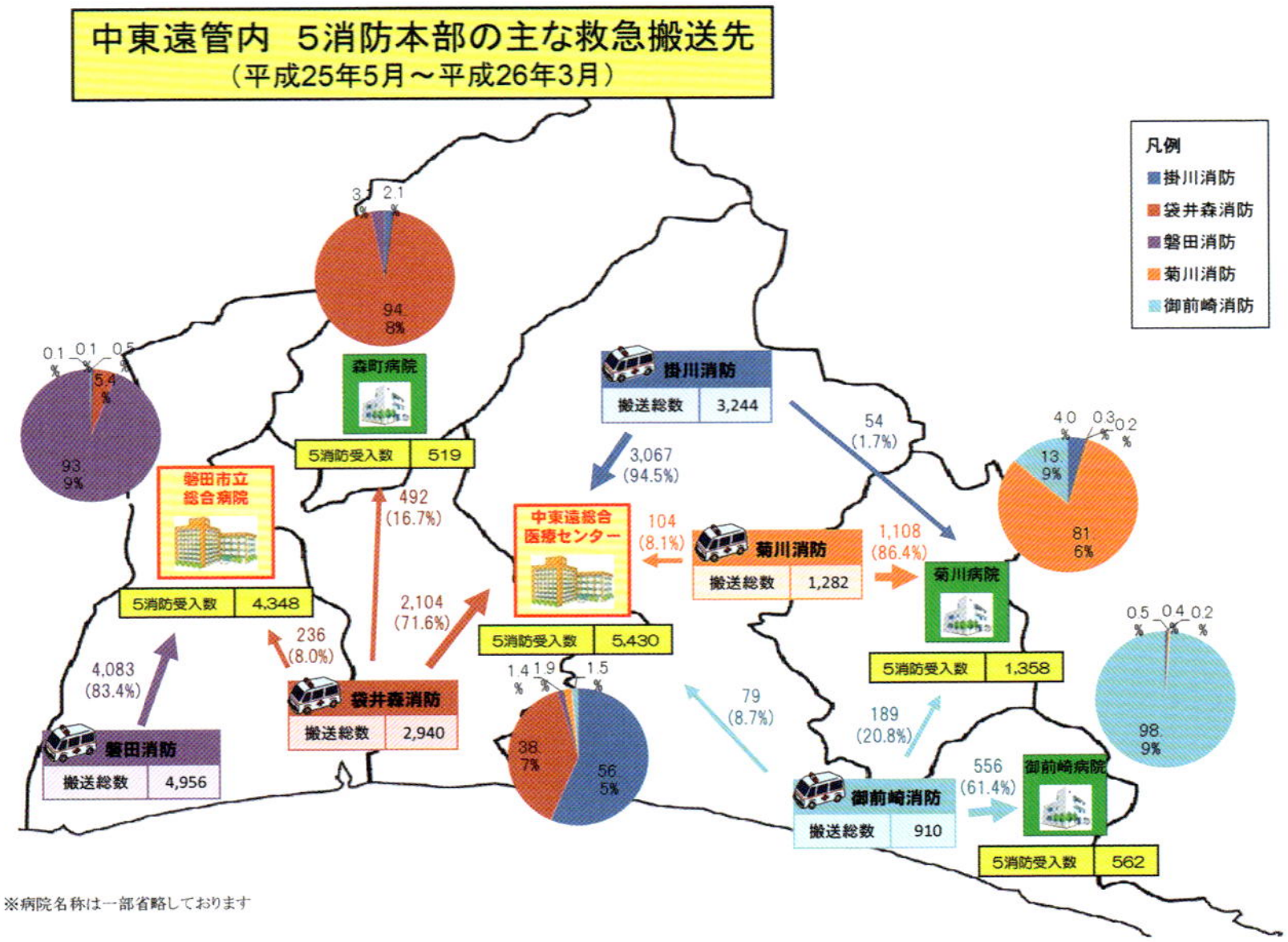

図25　中東遠管内の市町の消防の主な救急搬送先

静岡県中東遠管内の５消防本部の主な救急搬送先。

※資料提供：各消防本部

1. 目的

（1）中東遠医療圏内の救命救急率の向上を目指す。
（2）経済的に収益向上、看護スタッフなど先行投資分の回収を図る。
（3）勤務医の負担軽減を図ることで医師確保を図る。

2. 現状

（1）指定のために必要な人的・物的要因については、概ねクリアできている。
（2）救急患者の受入実績は、県内の他の救命救急センターの実績と同等以上である。

3. 第3次救急医療体制の現状

＊項目１～４は、静岡県医療健康局地域医療課（平成25年9月1日）資料より
項目５は、厚生労働省「救命救急センターの評価結果（平成25年度）」より

	設置施設名		順天堂大学医学部附属静岡病院	沼津市立病院	静岡赤十字病院	静岡済生会総合病院	静岡県立総合病院	浜松医療センター	総合病院聖隷三方原病院	総合病院聖隷浜松病院	磐田市立総合病院	中東遠総合医療センター
1	運営開始日		昭和56年11月1日	平成16年4月14日	平成4年5月1日	昭和55年7月1日	平成25年7月1日	昭和57年10月15日	平成13年9月17日	平成22年5月1日	平成21年4月1日	未認定（H25.5～H26.4実績）
2	運営病床数		55床 （H25.2.1～40床） うち ICU 13床 CCU 7床	10床 うち ICU 4床 CCU 1床	30床 うち ICU 5床 CCU 2床	33床 うち ICU 29床 CCU 4床	20床 うち ICU/CCU6床	30床 うち ICU 8床 CCU 6床	47床 うち ICU 8床 CCU 6床 （PICU 6床）	67床 うち ICU 16床	22床 うち ICU 4床 CCU 2床	22床 うち ICU/CCU 10床
3	H24 患者数	入院	2,445	404	2,155	3,865	1,714	1,144	1,673	2,384	1,900	2,392（救急車搬送のみ）
		外来	13,747	2,727	10,099	15,656	14,063	-	24,786	21,159	20,683	17,330
4	H24 救急車受入		4,974	2,526	5,166	4,330	4,975	5,732	5,619	6,092	4,647	5,887
5	H24 重篤患者数		2,295	554	833	598	-	622	693	1,400	878	1,026

図26　静岡県内の他の救命救急センターの実績と比較（平成26年7月1日現在）
静岡県内における救命救急センターと中東遠総合医療センターとの救急医療に関する診療実績の比較。

成27年度に入り、これらの働きかけを経て、静岡県地域医療課と協議し、静岡県救急・災害医療対策協議会、厚労省医政局指導課と協議を行った。関係者の理解と同意を得られ、かつまた、両市の支援もあり、同年5月、静岡県医療審議会の審議を経て、平成27年8月1日静岡県下で10番目の救命救急センターに指定された（図27）。

(4) 救急部門の経営収支への貢献への期待

救急部門は不採算部門として知られている。特に救命救急センターは採算が難しいため、国は地方交付税という形で開設自治体へ交付している。平成29年度の場合、交付額の計算上に参入される額は1・5億円程度となっている。しかし、この拠出の詳細は収支上は、国からの他の拠出と一体となっており、明確ではない。中東遠総合医療センターは掛川市と袋井市の企業団立であるので、両市にどのように拠出されているのか、明らかとなっていない。

5 地域医療支援病院の指定

地域医療支援病院の指定は、地域の基幹病院の要件として重要である。地域医療支援病院指定の要件は紹介率と逆紹介率の基準を満たすことである。開院年度の平成25年度の実績は紹介率・逆紹介率とも、実は、当時の指定病院の基準を超えていた。しかしながら平成26年度に紹介率・逆紹介率の計算方法が、突如、変更されたことにより申請を断念せざるを得なかった。それ以降、紹介率と逆紹介率の向上に努めてきた（図28）。

平成27年8月1日指定　救命救急センター

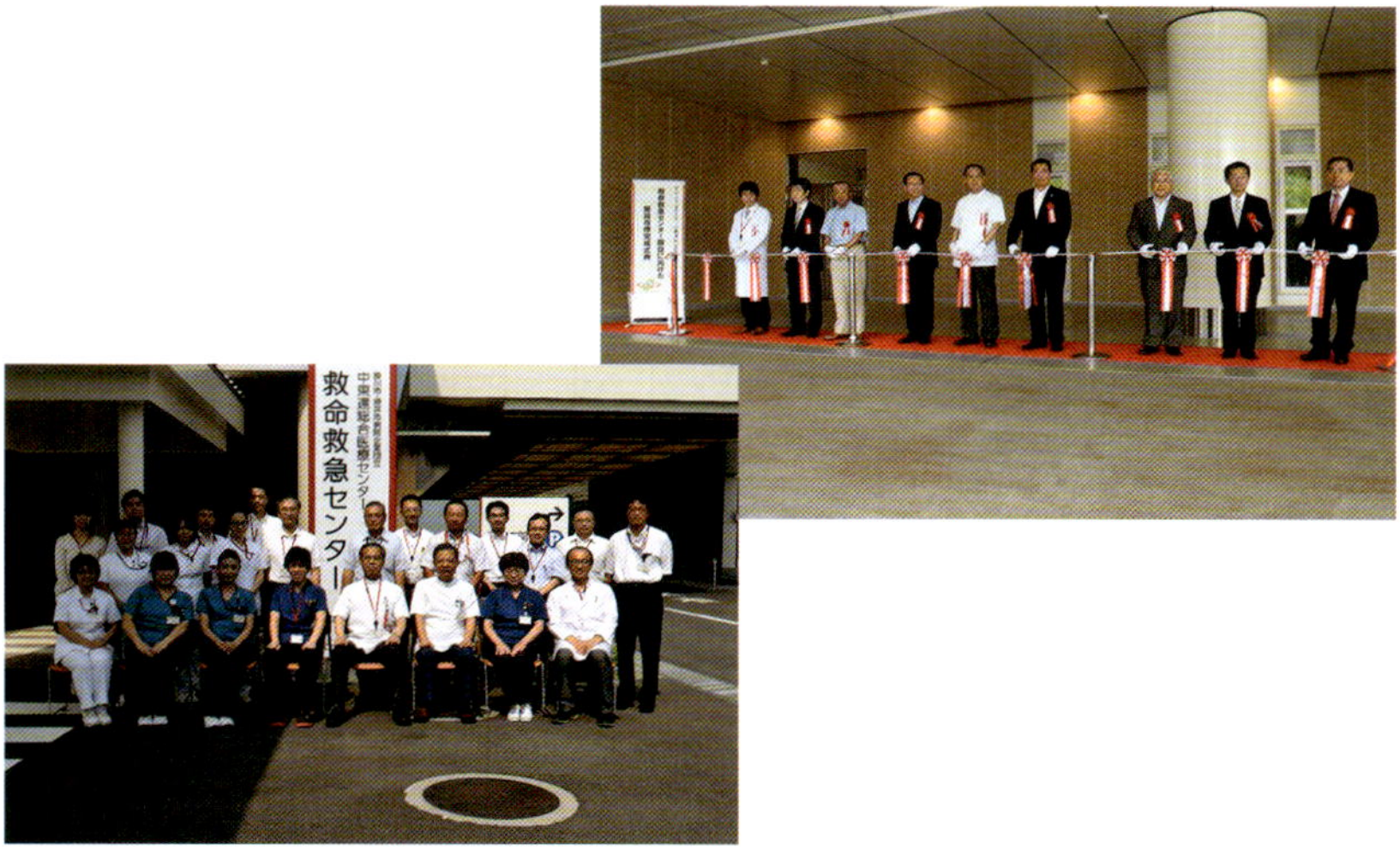

図27　救命救急センター開所式の写真

平成27年８月１日中東遠総合医療センター救命救急センター開所式の記念写真。

全医師の協力により、平成26年8月以降、紹介率と逆紹介率とも上昇し、表7に示したように、以後、紹介率60％以上、逆紹介率75％以上を維持でき、平成27年度の紹介率は68・1％、逆紹介率は84・3％となり、その他の承認条件も達成できたことから、平成28年8月静岡県下で20番目となる地域医療支援病院に承認された。診療圏の開業医の先生と当院の医師の協力及び地域連携室の努力により、内実のある病診連携が推進された。

６ 総合入院体制加算施設基準改定に伴う入院精神療法への対応

平成28年度の診療報酬改定により、総合入院体制加算1、2は三つに区分され、平成26年8月から当院が算定していた総合入院体制加算2は改定後の総合入院体制加算3と同等の点数となった。同時に同加算に関する施設基準も改定され、加算3を算定するには、「イ　精神科リエゾンチーム加算又は認知症ケア加算1の届出」、もしくは、「ロ　精神疾患診療体制加算2又は救急搬送患者の入院3日以内の入院精神療法の算定件数が年間20件以上」のいずれかを満たす必要があるとの新たな要件が加えられた。

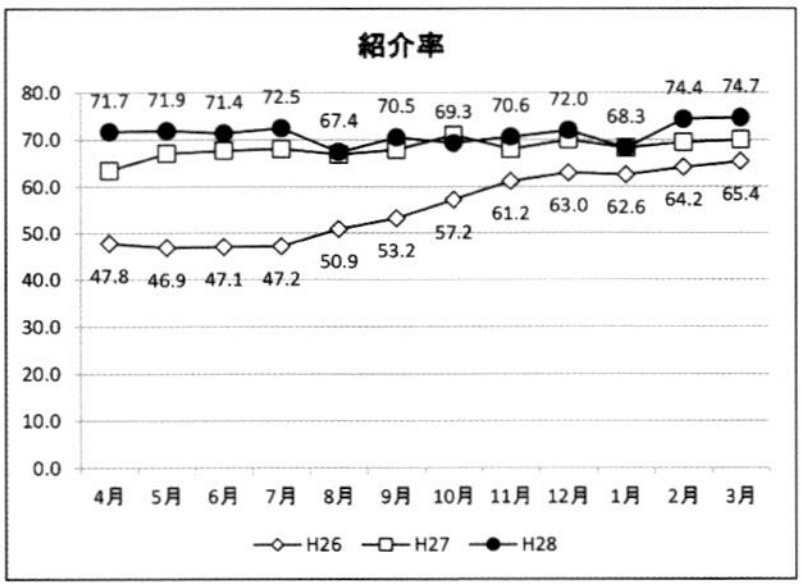

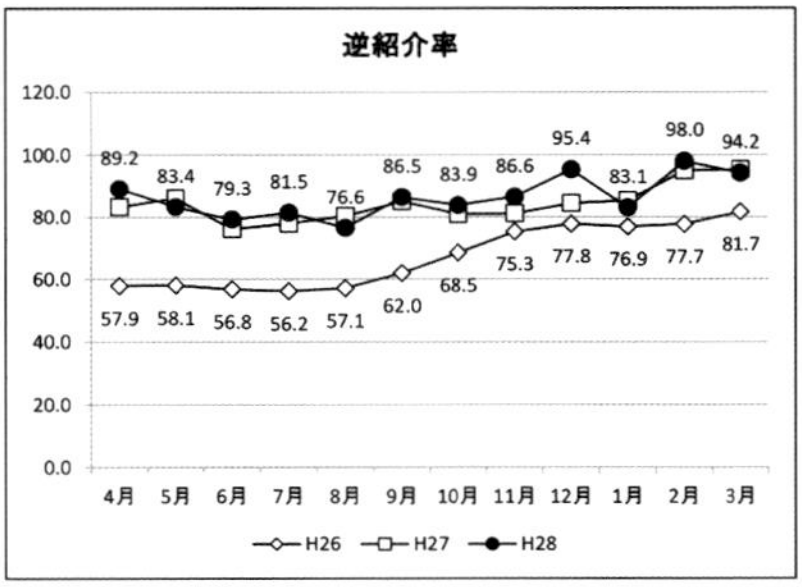

図28　紹介率・逆紹介率の推移（平成26～28年度）

中東遠総合医療センターにおける平成26～28年度の紹介率と逆紹介率の推移。

総合入院体制加算は開院時の目標で平成26年8月に算定可能となったが、それ以後は年間1億2千万円の収入を得ている。改定後の総合入院体制加算には、精神科の常勤医師か認知症ケアの認定看護師が必要だが、当院にはそれに該当する人材がいないため、「ロ」の中で、「救急搬送患者の入院3日以内の入院精神療法の算定件数が年間20件以上」という条件を満たす以外に道はないことが判明した。

当初、大学（浜医）や周辺病院の精神科の関係者に精神科の常勤医師の応募者がいるかどうかを問い合わせたが、すぐには困難との回答であった。打開策として、院内救急で救急搬送患者のうち、入院精神療法の対象となる患者をスクリーニングして、院外の精神科医師に往診してもらうシステムを作り、周辺の精神科病院と開業精神科医に協力依頼を決断し、掛川市の精神科の二つの病院とすべての精神科クリニックを訪問し、説明して依頼した。大学（名大、浜医）に足を運んで、主任教授に依頼するのも大変だが、市中に出て精神科の院長と折衝するというのも、新鮮だが、緊張を伴う骨の折れる仕事であった。その結果、2病院と二つのクリニックの医師の協力を得られることとなり、この課題を実現できた。中東遠総合医療センターへの熱い期待とその運営に地域の精神科医療関係者の理解と協力の姿勢を実感できた瞬間であった。ちなみに平成28年度は6月から暫定運用を開始し算定件数は25件であった。

7 労働組合

統合前、掛川病院には日本自治体労働組合総連合（自治労連）系、袋井病院には全日本自治団体労働組合

（自治労）系の組合があった。統合後も、それぞれ、そのまま中東遠総合医療センター自治労連労働組合、中東遠総合医療センター職員労働組合に移行した。上部組織の関係などのため両組合の統合は困難であった。それぞれの組合には、それぞれの主張があるが、円滑な病院運営には労使の健全な関係が不可欠であることから今後も労働組合には丁寧に対応する必要がある。公的病院の医師、コメディカルスタッフの過重労働による過労死や過労自殺も社会的問題となっており、労働組合は医療労働者の権利と健康を守るうえで、不可欠の存在である。同時に、公的病院の社会的使命を認識するようにならないと、病院の存立基盤を見失う危険もある。公立病院管理者と労働組合は、利害が対立する労使関係をそのまま適応するのは妥当ではない。管理者も組合員も自治体住民の血税で雇われている公僕civil servantとしての共通点を忘れてはならない。

8 病院機能評価の受審

運営統合の最終段階として、開院3年目となる平成27年の11月30日、12月1日には病院機能評価を受審した。受審は、当初は開院2年目を想定していたがとてもできそうになく、この時の状況を見て、受審を1年先に延ばした。しかしそれでも、通常業務が忙しいため、準備態勢が整わず、受審予定日の半年前には準備は絶対に間に合わないと思われた。しかし、受審日が近づくにつれスタッフ全体の一体感が急速に醸成され、準備作業が劇的に進んだ。丁度、受験の直前に猛勉強するような感じであった。その結果、全89項目中、S評価5項目、A評価82項目、B評価2項目という全国でもトップレベルの非常に高い評価を得ることができた（図29）。

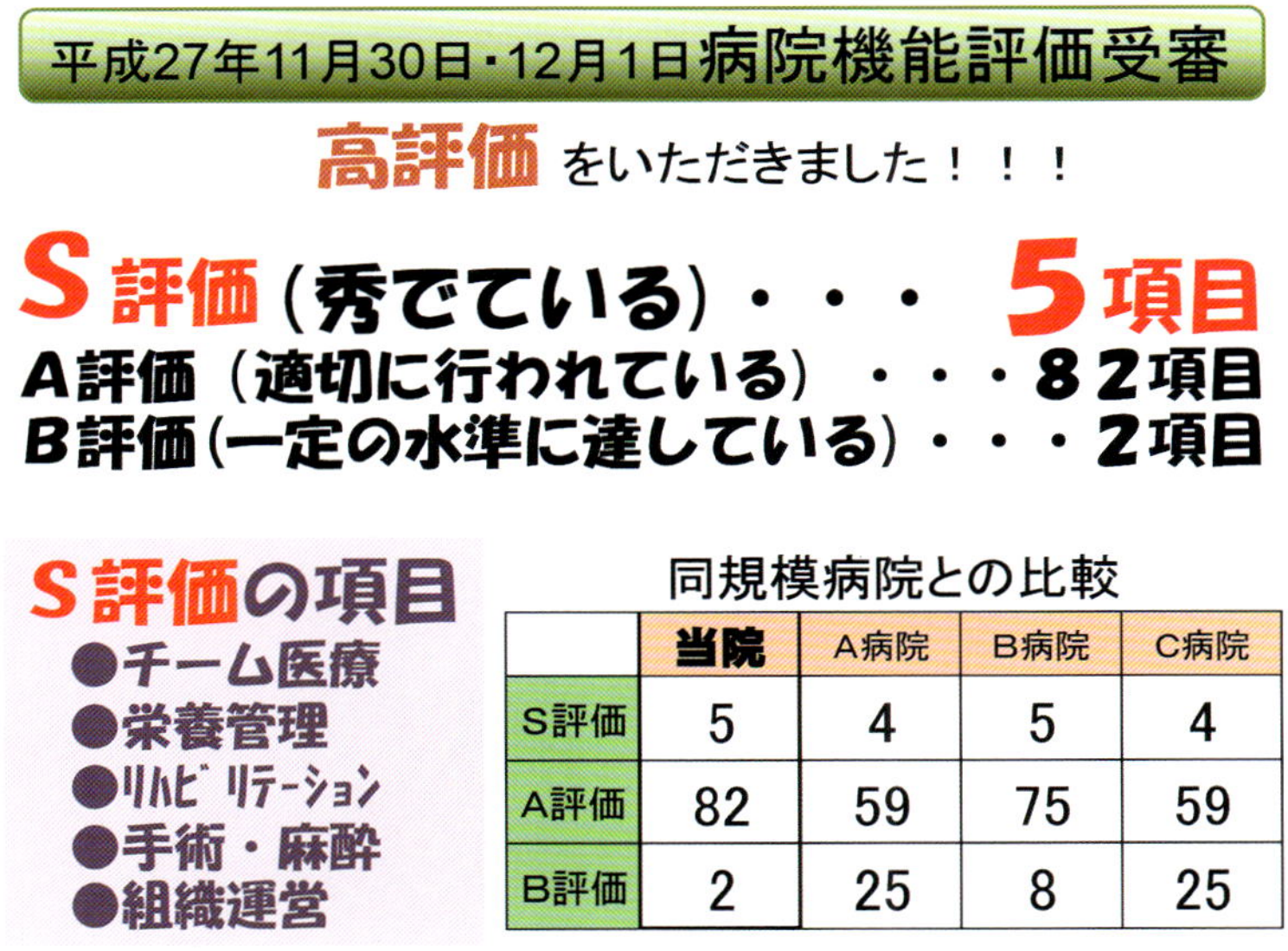
平成27年11月30日・12月1日病院機能評価受審
高評価をいただきました！！！
S評価（秀でている）・・・　5項目
A評価（適切に行われている）・・・８２項目
B評価（一定の水準に達している）・・・２項目
S評価の項目
●チーム医療
●栄養管理
●ﾘﾊﾋﾞﾘﾃｰｼｮﾝ
●手術・麻酔
●組織運営
同規模病院との比較

	当院	A病院	B病院	C病院
S評価	5	4	5	4
A評価	82	59	75	59
B評価	2	25	8	25

図29　機能評価の結果の院内掲示

平成27年11月30日・12月1日に受審した病院機能評価の結果の院内掲示。

9 経営努力と経営指標の変化

(1) 経営体制の構築と改善への取り組み

開院1年目は病院の安定稼働を確立するため、まずは運用と診療手順の統一と安全な施行に全力を注いだ。当初の業務手順や運営に関する業務改善は、掛川病院の時代からトーマツに委託し、掛川病院における職員の意識改革と収支改善、及び新病院における各部署の年間目標の設定と成果発表には大きな効果があった。

平成26年からは当院の経営アドバイザーとして井上貴裕氏（現千葉大学医学部附属病院副院長兼病院長企画室長）を当初は月1回程度、最近は年間数回、お招きし経営ディスカッションを行っている。外部からの意見は客観的かつ適切で、大変助かっている。ディスカッションの中で、井上氏からまず指摘されたのが総合入院体制加算、入院期間の適正化、救急医療管理加算の適切な算定である。入院期間の適正化は診療単価への影響のほか機能評価係数IIにも影響する。救急入院が多い当院の場合、救急医療管理加算のチェックを厳正に行うことは病院規模からすると年間数千万円の収益につながる。総合入院体制加算は地域の基幹病院として基本的機能を持つことを示すもので、平成26年8月の加算届け出後は年間1億円を超える増収につながっている。

①職員意識の向上

これら経営改善に取り組むためには、病院職員の現状認識と医療制度についての理解が必要である。残念ながら病院には経営分析に精通した職員は少ない。多くの医師は診療にエネルギーを取られ、経営に意識を向ける余裕がない。しかしながら、診療報酬を適切に請求する健全な経営を目指さなくては、病院経営は安定しない。最近の診療報酬の各種加算・指導料は医療の質に関連したものが多く、これらの医療行為を行うことは、結局は標準的な医療の遂行に繋がる。しかし、最終的な成功の鍵は医師の理解と協力がどれくらい得られるかにある。勤務医であればどこの病院に勤務したとしても診療報酬に対する理解、診療録等の適切な記載が今後ますます重要になることを伝え、協力をお願いした。例えば、総合入院体制加算における診療情報提供料注7加算の算定と治癒の解釈である。内容を丁寧に説明し、正確な情報を提供すれば医師は協力してくれるとの信念の下、説明努力を継続したところ、医師の多大な協力と貢献が得られ総合入院体制加算の基準をクリアすることができた。平成26年8月に届け出し、以後、退院患者のうち注7加算取得患者等が占める割合は4割以上を保っている。

診療録管理体制加算1の取得も同様で、退院サマリーを14日以内、可能な限り7日以内に作成するよう医師全員に、丁寧かつ頻回に担当者からお願いする仕組みを作り浸透させた。

次に、看護、コメディカル、ＭＳＷの部門にも協力と業務の見直しを求めた。肺血栓塞栓症予防管理料、総合評価加算、特別食加算、退院調整加算、リハビリテーション総合計画評価料などである。これらの対応も迅速に行い、いずれも大きな効果を挙げている。

指摘とディスカッションを通じて見出した改善項目をわかりやすく職員に提示し、関連する全部署が実践に移した。

次に各種加算・指導料の開院以降の変化を記す。

②各種加算・指導料算定件数と金額の推移

開院後の各種加算・指導料加算の推移を図30～図36に示した。

(A) 各種加算・指導件数と指導料金額の推移

指導件数と指導料金額は、毎年増加し、指導件数は平成25年度の1万5910件／月、2万5440円／月から、平成28年度の2万1303件／月、6万8324円／月まで増加した（図30）。

(B) 入院時に算定できる加算・指導料

入院時に算定できる総合評価加算と救急医療管理加算の推移を図31に示した。

総合評価加算は、周知した結果、毎年、加算件数が増加している。

救急医療管理加算については、当初、救急医療の実績に比べ算定が少ない事実を示し、診療内容を具体的に検証し、医師に理解していただくことで効果は確実に出てきた。さらに、加算の該当項目選択に関する検証結果を周知したことで適正な算定はさらに高められた。取得件数は、平成25年度の月平均1483件から平成28年度の2805件まで、毎年増加し、年間約4千万円の増収となっている。

(C) 入院中に算定できる加算・指導料

救命救急入院料は平成27年救命救急センターに指定後算定されている。

各種加算・指導料に関するグラフ（※年度別の月平均）

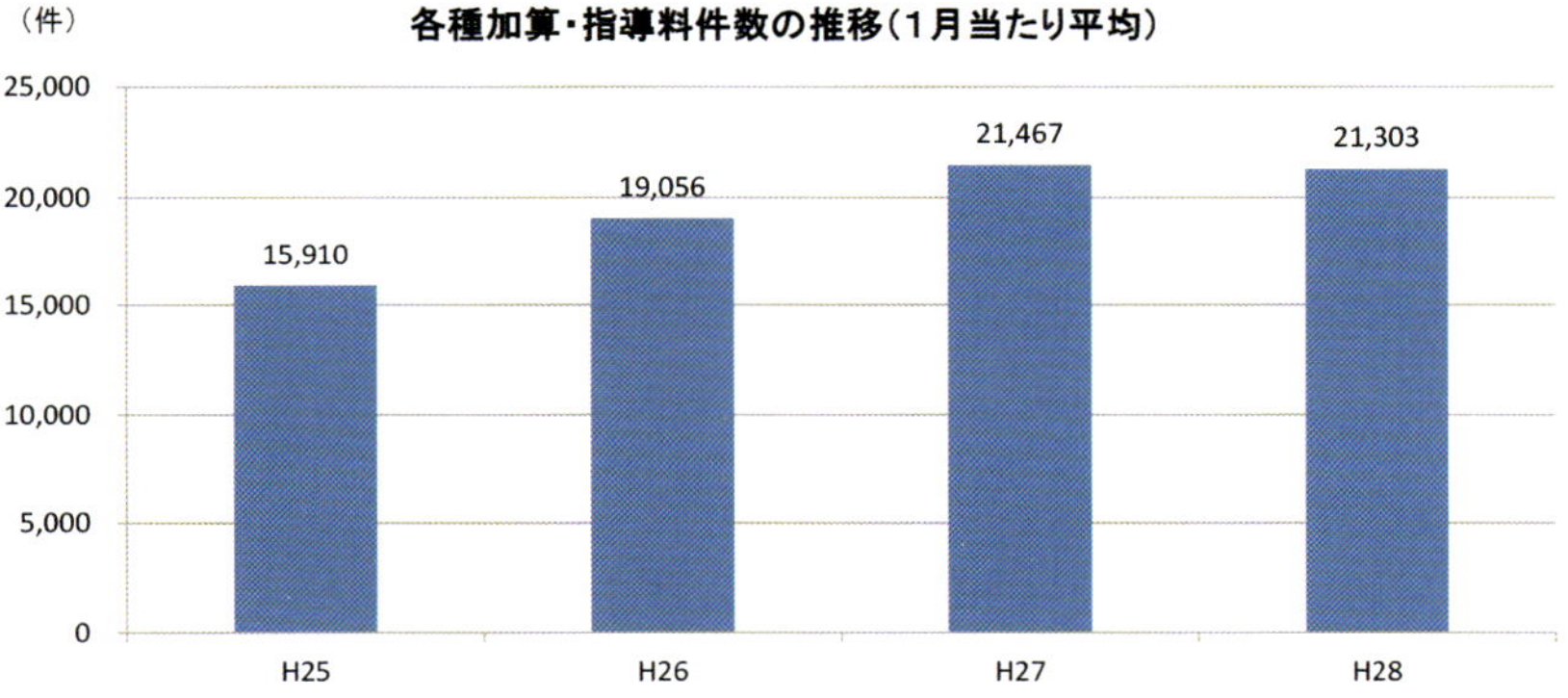

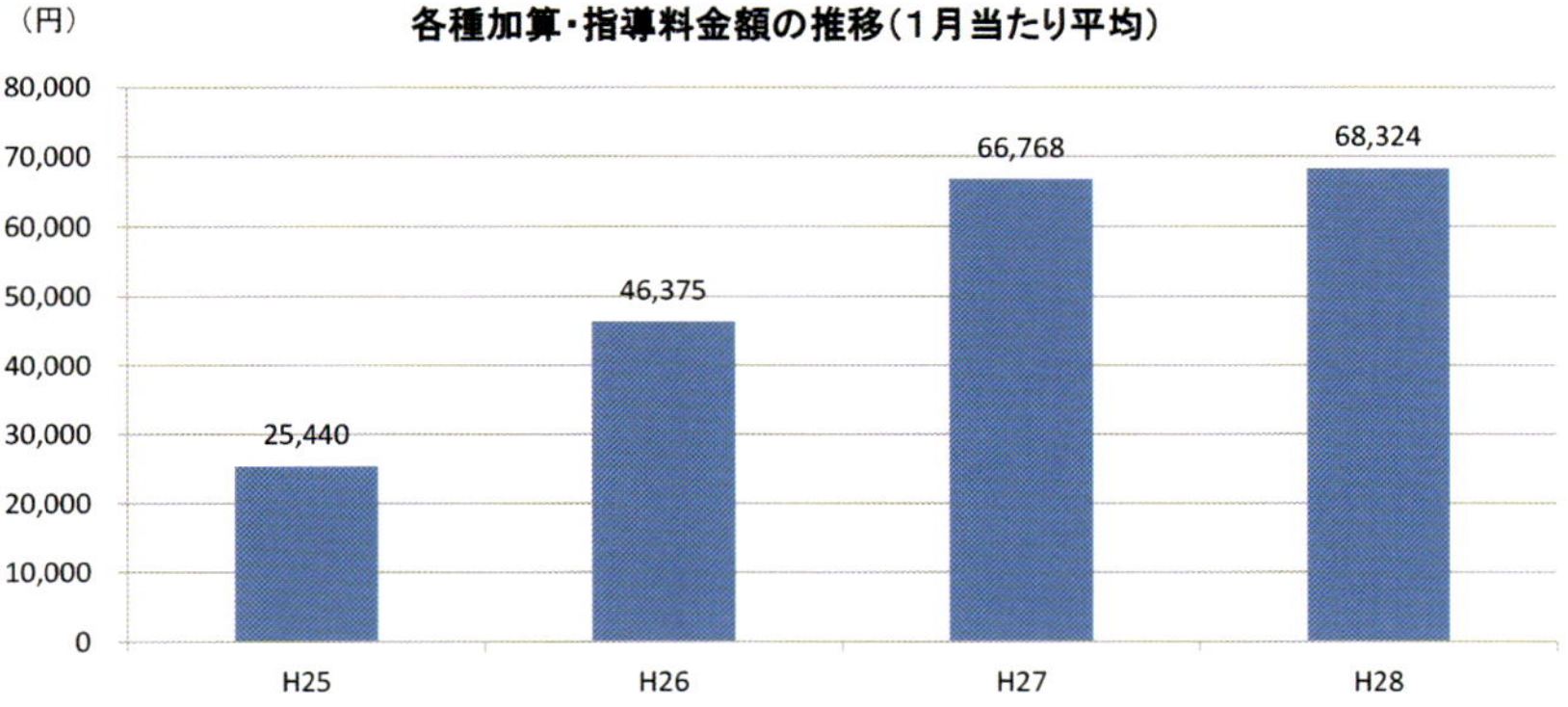

図30　各種加算・指導料算定件数と金額の推移

各種加算・指導料の件数と金額の平成25～28年度の推移。

特定集中治療室管理料、薬剤管理指導料、病棟薬剤業務実施加算、栄養食事指導料、特別食、摂食機能療法、リハビリテーション総合計画評価料、麻酔管理料、肺血栓塞栓症予防管理料については、概ね、漸増ないしは横ばいである（図32〜図34）。

(D) 退院時に算定できる加算・指導料

退院時に算定できる退院調整加算は、毎年増加し、介護支援連携指導料と退院時リハビリテーション指導料はおおよそ横ばい、救急搬送患者地域連携紹介加算は、ごく少数にとどまっている（図35）。

以上のように、各種加算・指導料は、病院側がいろいろな情報や指導を参考に積極的に取り組み、スタッフに対する丁寧な説明と現場の分析・対策を粘り強く進めれば成果は必ず期待できると考えられる。

(E) 外来および入院と外来で算定できる加算・指導料

図36に示したように、外来で算定できる栄養食事指導料は、毎年、増加している。また、入院患者と外来患者で算定できる周術期口腔機能管理料も、毎年、増加しており、がん性疼痛緩和指導管理料は増加傾向にあるが、がん患者指導管理料は、最近3年間はおおよそ横ばいである（図36）。

(2) DPC係数

DPC係数は、病院経営者における最大関心事の一つである。Ⅲ群病院である当院の場合、開院時が1・

入院時

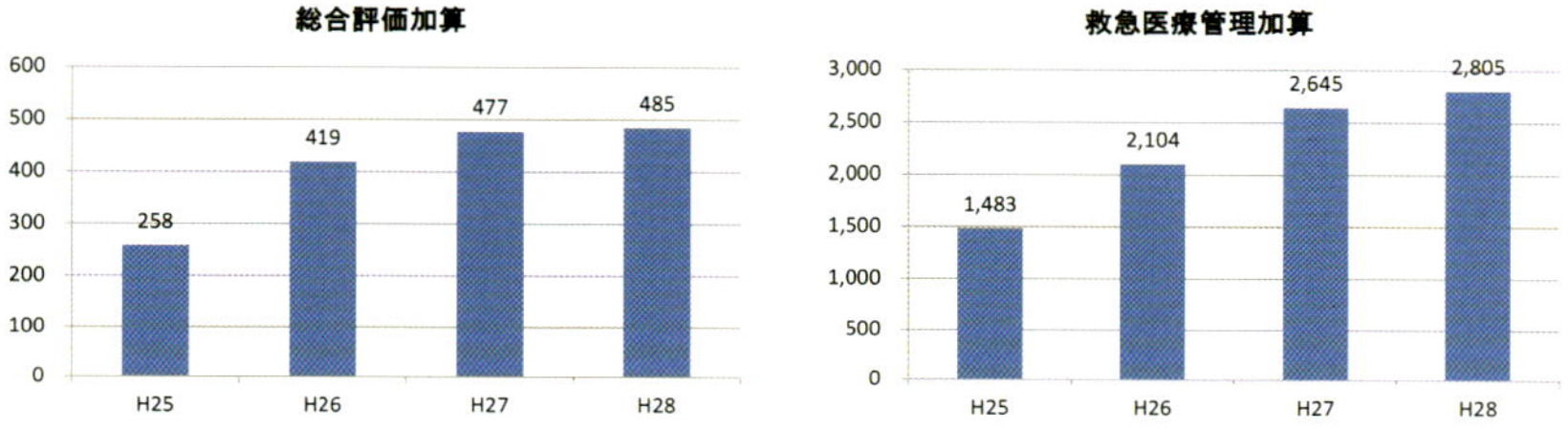

図31　入院時に算定できる加算・指導料

入院時に算定できる加算・指導料の件数。

入院中（1）

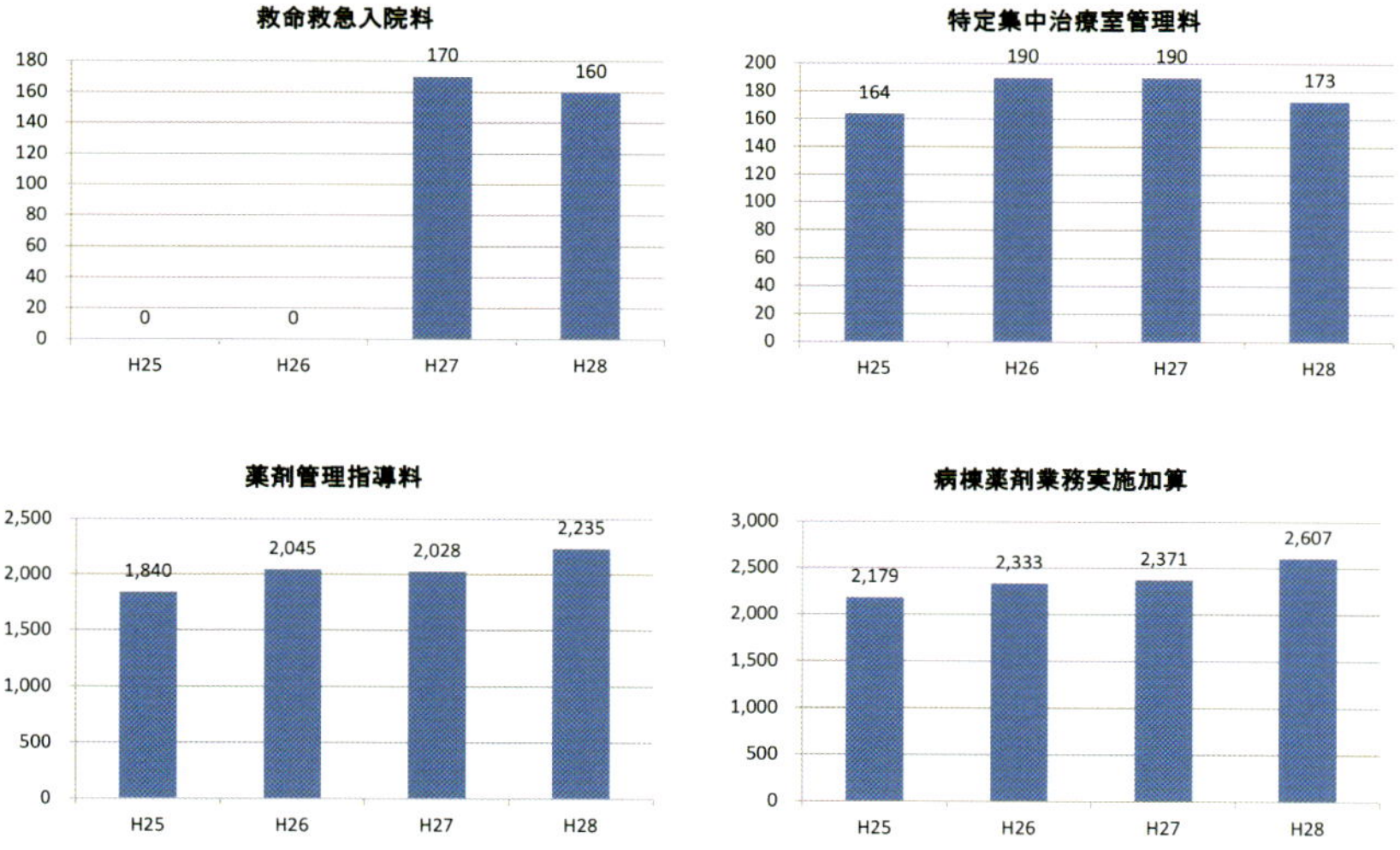

図32　入院中に算定できる加算・指導料（1）

入院中に算定できる加算・指導料(1)　救命救急入院料、特定集中治療室管理料、薬剤管理指導料、病棟薬剤業務実施加算の件数の推移。

入院中(2)

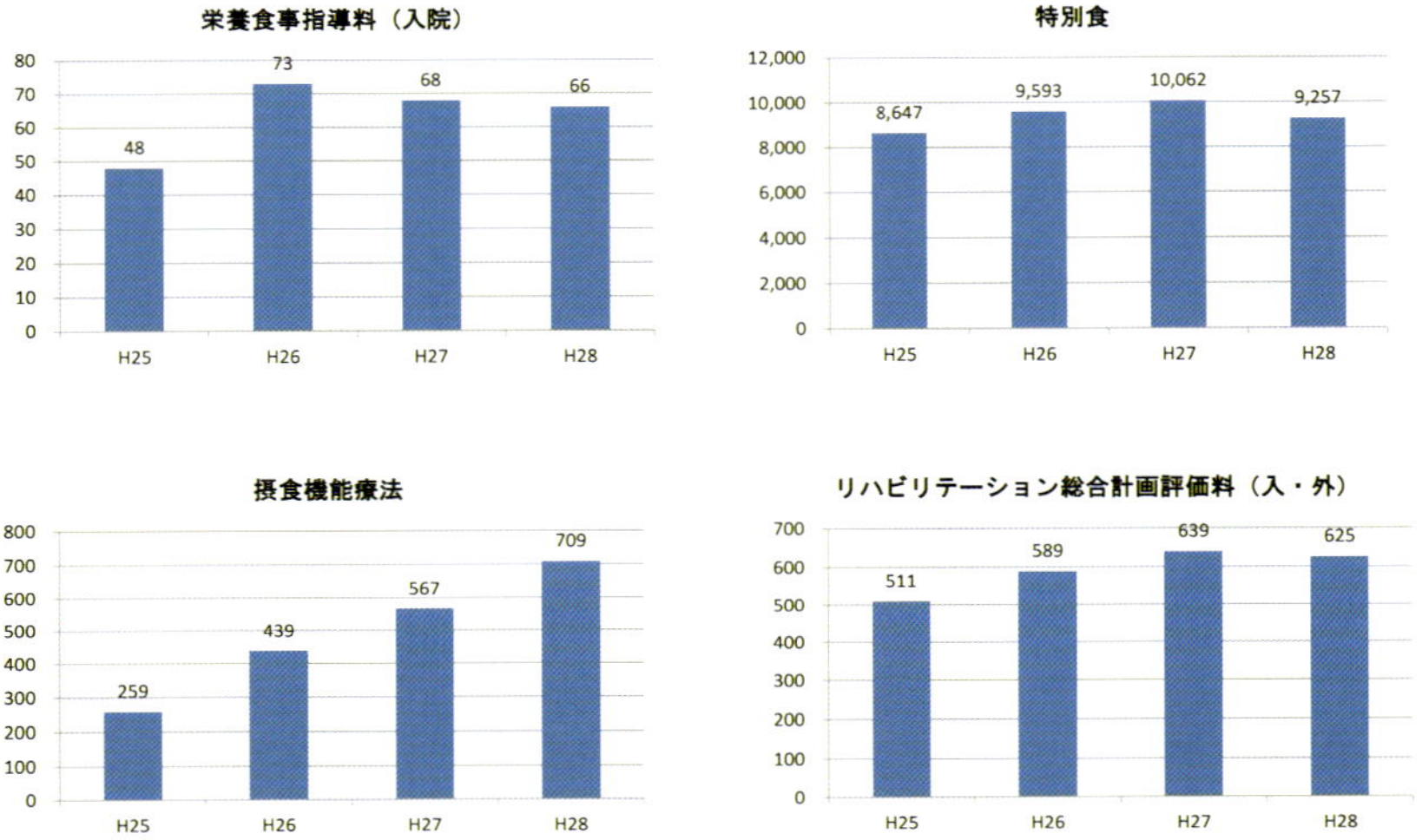

図33　入院中に算定できる加算・指導料 (2)

入院中に算定できる加算・指導料(2)　栄養食事指導料、特別食、摂取機能療法、リハビリテーション総合計画評価料の件数の推移。

入院中(3)

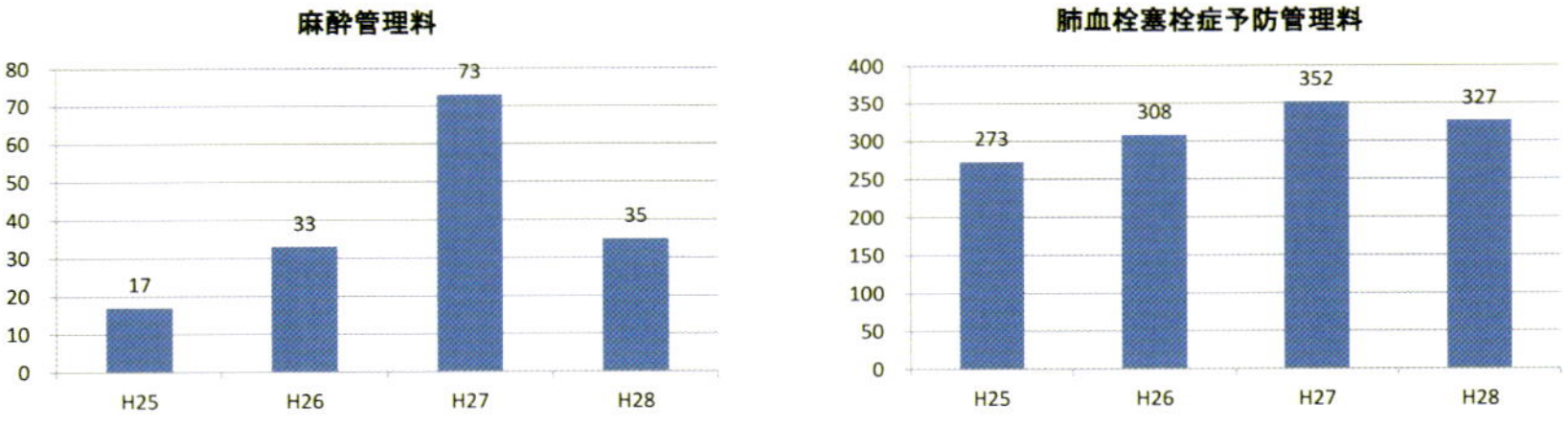

図34　入院中に算定できる加算・指導料 (3)

入院中に算定できる加算・指導料(3)　麻酔管理料、肺血栓塞栓症予防管理料の件数の推移。

退院時

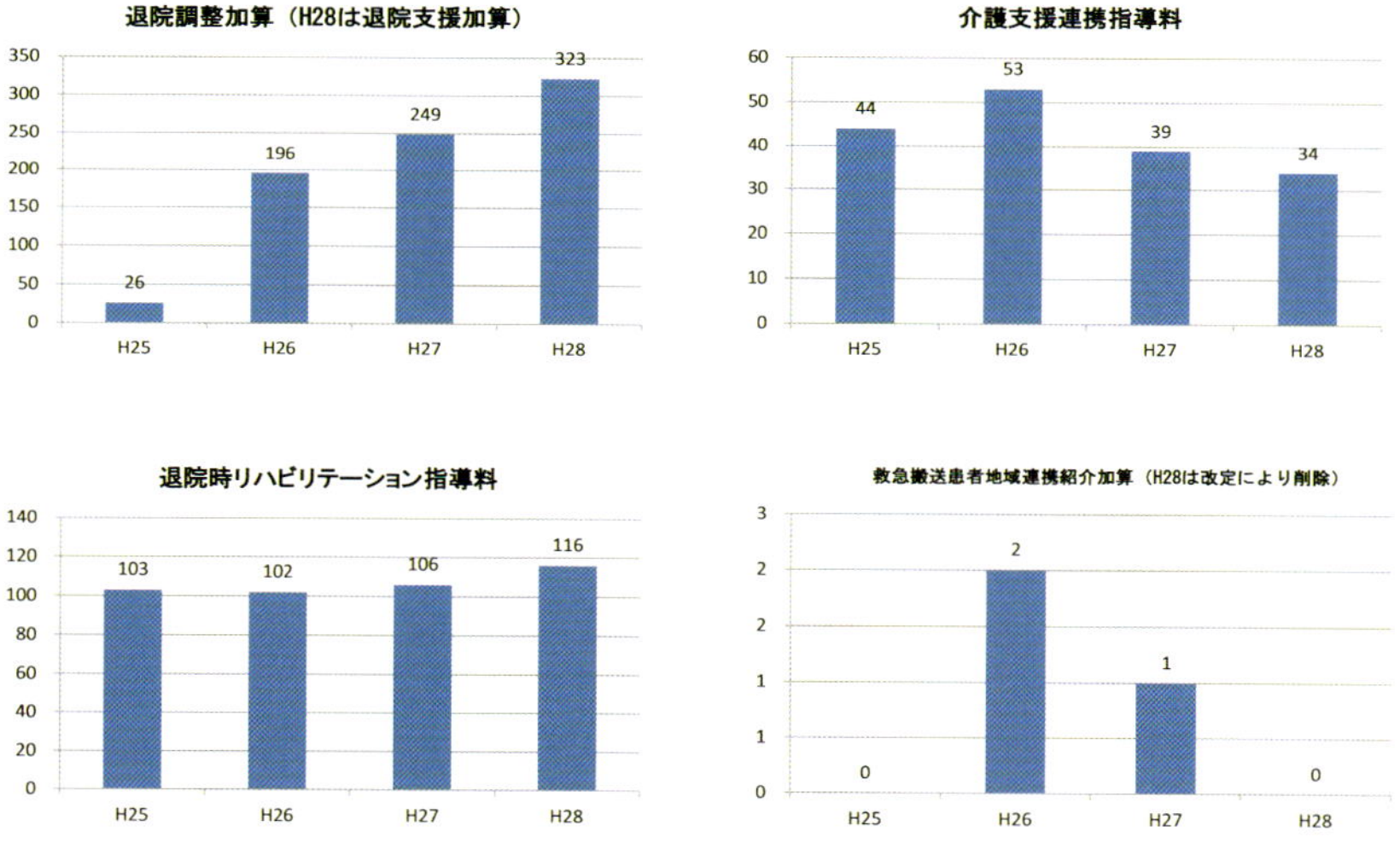

図35　退院時に算定できる加算・指導料

退院時に算定できる加算・指導料：退院調整加算、介護支援連携指導料、退院時リハビリテーション指導料、救急搬送患者地域連携紹介加算の件数。

外来

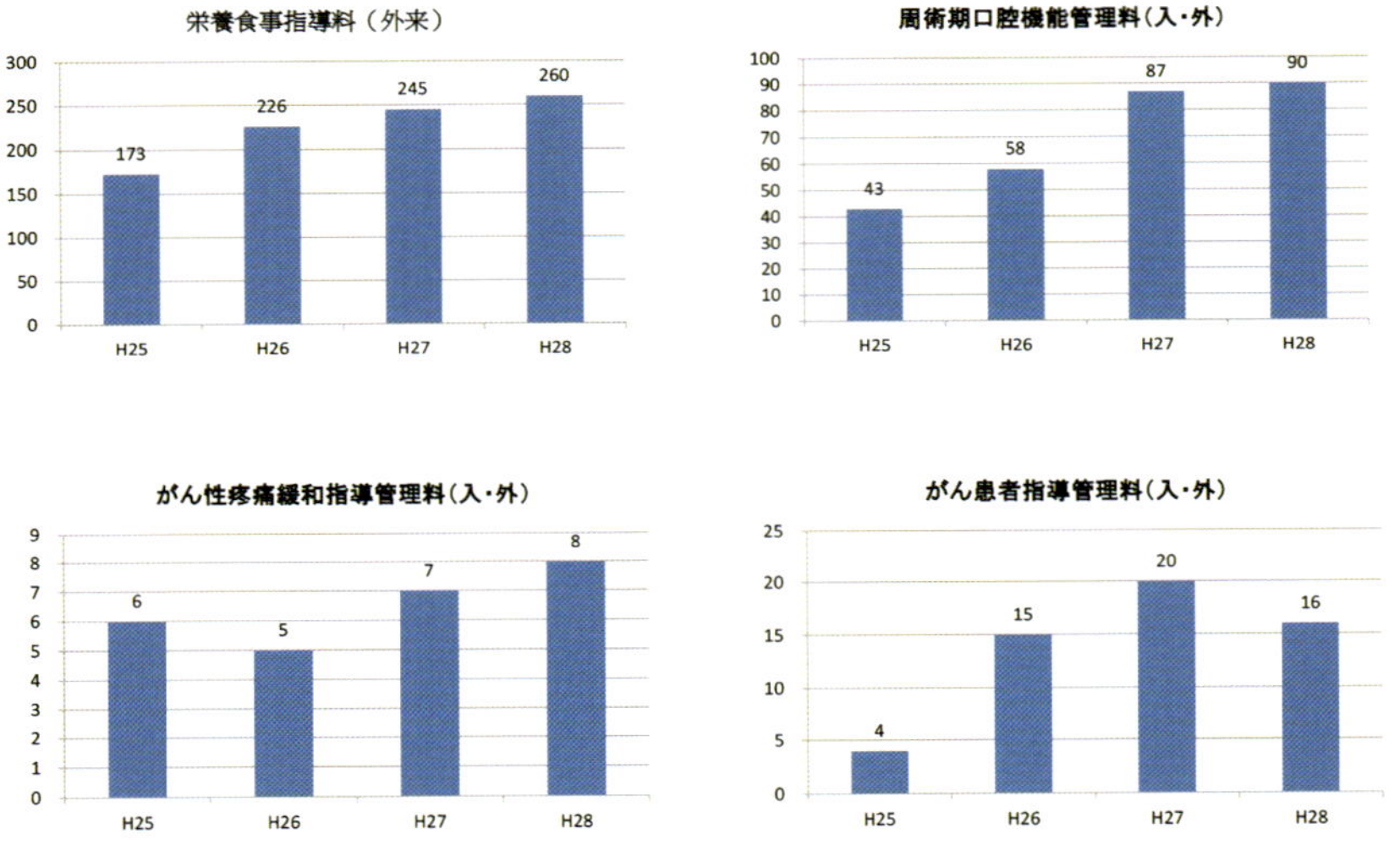

図36　外来および入院と外来で算定できる加算・指導料

外来および入院と外来で算定できる加算・指導料：栄養食事指導料、周術期口腔機能管理料、がん性疼痛緩和指導管理料、がん患者指導管理料の件数の推移。

３４６２であったが、２年目以降は平成26年４月は１・３５７０、平成27年が１・３９４１、平成28年４月が１・３８８０、平成29年４月が１・４１５６とほぼ順調に上昇している（表８）。

機能評価係数Ⅰについては体制整備を進め順次向上させた。平成25年度には医師事務作業補助体制加算75対1と看護職員夜間配置加算を取得、平成26年度には診療録管理体制加算1、医師事務作業補助体制加算50対1、総合入院体制加算2を取得。平成27年度には医師事務作業補助体制加算25対1としている。特に、総合入院体制加算は経営面でも大きな収益増をもたらしている。平成28年度8月に静岡県下で20番目となる「地域医療支援病院」として承認されたことにより、同月から係数Ⅰが上がり、平成29年度は０・２７６１となった。

機能評価係数Ⅱは診療実績によるインセンティブ評価である。開院以降、症状詳記の記載やオーダーの徹底、在院日数の短縮、後発医薬品への転換など、出来る限り医療の適正化により機能評価係数ⅡのＵＰを図ってきた。その結果、開院時（旧病院の診療実績に基づく）機能評価係数Ⅱは０・０３０８であったが、新病院の診療実績に基づく平成26年度は０・０６３７と大幅に上昇して静岡県内では1位、全国では１０８位となった。さらに平成27年度は０・０６５７となり、全国で66位、平成28年度は０・０８５４に向上し、Ⅲ群１４４６病院中全国順位20位と大幅に躍進した。しかし、平成29年度は０・０８０４とわずかに低下し、県内４位、全国では60位であった（表８）。この平成29年度の低下の原因は、新設された重症度係数が低かったためである。重症度係数を除いた機能評価係数Ⅱの数値を比較すると県下で第1位となる（表９）。

機能評価係数Ⅱの内容を検討すると、救急部門関連の評価が非常に高い。前に述べたように、救急部門をきちんと整備した効果と考えられ、救急部門のスタッフの献身的貢献の産物といえよう。

表８　DPC 係数の平成25～29年度の比較

中東遠総合医療センターにおける平成25～29年度の DPC 係数Ⅱ比較。

DPC係数の推移　※係数は4月時点（平成25年は5月時点）

			中東遠				
			H25年度	H26年度	H27年度	H28年度	H29年度
DPC係数			1.3462	1.3570	1.3941	1.3880	1.4156
基礎係数			1.1356	1.0938	1.0276	1.0296	1.0591
暫定調整係数			0.0938	0.0662	0.0662	0.0295	0.0295
機能評価係数Ⅰ			0.1798	0.1995	0.2346	0.2435	0.2761
機能評価係数Ⅱ(※)			0.0308	0.0637	0.0657	0.0854	0.0804
	保険診療係数		0.00200	0.00731	0.00730	0.00806	0.00806
	効率性係数		0.00500	0.00893	0.00938	0.00988	0.00889
	複雑性係数		0.00360	0.00710	0.00581	0.00641	0.00775
	ｶﾊﾞｰ率係数		0.00440	0.00801	0.00860	0.01363	0.01288
	救急医療係数		0.01070	0.01432	0.01379	0.01730	0.01713
	地域医療係数		0.00500	0.00889	0.01103	0.01350	0.01329
		体制評価係数	—	0.00348	0.00446	0.00506	0.00509
		定量評価係数(小児)	—	0.00238	0.00297	0.00413	0.00400
		定量評価係数(小児以外)	—	0.00303	0.00360	0.00431	0.00420
	後発医薬品係数		—	0.00916	0.00974	0.01058	0.00949
	重症度係数		—	—	—	0.00599	0.00286

機能評価係数Ⅱ	0.0308	0.0637	0.0657	0.0854	0.0804
※Ⅲ群病院　静岡県	—	36病院中 1位	36病院中 2位	38病院中 1位	38病院中 4位
全 国	—	1,406病院中 108位	1,406病院中 66位	1,446病院中 20位	1,442病院中 60位

表９　DPC 係数Ⅱの県内の主な病院との比較（含重症度係数を除いたDPC 係数Ⅱの比較）

県内の主な病院との DPC 係数Ⅱの比較（含重症度係数を除いた DPC 係数Ⅱの比較）。

		富士市立中央	聖隷三方原	磐田市立	中東遠	藤枝市立
保険診療係数		0.00806	0.00806	0.00806	0.00806	0.00806
効率性係数		0.00780	0.00938	0.00744	0.00889	0.00718
複雑性係数		0.00680	0.00931	0.00944	0.00775	0.00861
カバー率係数		0.01192	0.01478	0.01185	0.01288	0.01303
救急医療係数		0.01121	0.01106	0.01437	0.01713	0.01200
地域医療係数		0.01629	0.01008	0.01221	0.01329	0.01238
	体制評価係数	0.00582	0.00582	0.00582	0.00509	0.00582
	定量評価係数(小児)	0.00601	0.00185	0.00319	0.00400	0.00312
	定量評価係数(小児以外)	0.00446	0.00241	0.00320	0.00420	0.00344
後発医薬品係数		0.00949	0.00949	0.00949	0.00949	0.00949
重症度係数		0.01484	0.01238	0.01118	0.00286	0.00803
機能評価係数Ⅱ　計		0.0864	0.0845	0.0840	0.0804	0.0788
機能評価係数Ⅱ　順位		1	2	3	4	5
重症度係数除く　計		**0.0716**	**0.0722**	**0.0729**	**0.0775**	**0.0708**
重症度係数除く　順位		**4**	**3**	**2**	**1**	**5**

また、その他の部門の頑張りも機能評価の数値に表れている。

一例を挙げれば、複雑性係数は年間12症例以上の疾患の平均単価が基準となるが、平成26年度の0・00710から平成27年度は0・00581と大幅に低下した。当院の場合、心カテ患者が非常に多く、また平均在院日数が10日と新入院患者への対応を迫られる一方で、がん患者が相対的に少ないという病院特性が影響したものと考えている。心カテ等が多いと低くなり、やむを得ない部分はある。複雑性指数を下げる診療を外来へシフトさせるという選択肢もあるが、現実的には難しい。当院としては、副傷病名の適切な入力と複雑性指数向上のため病名リストを作成し、医師に仕組みを理解してもらうとともに副傷病名の適切な入力を徹底する取り組みを進めた。その結果、平成26年度の副傷病名の付与率は9・5%であったが、平成27年度には15・8%に高めることができた。これらが功を奏して、平成29年度の複雑性係数は0・00775と平成28年度の0・00641より改善し、これまでで最も高値となった。さらに、副傷病名の適切な入力は診療報酬の直接的な増加というメリットがあり、収益向上に寄与している。

全国の病院が機能評価係数IIを高めるべく努力している中、開院して間もない当院としてはかなり健闘しているものと考えている。

ところで、平成27年6月1日号の『日経ビジネス』が初めて、「病院経営力ランキング」を公表した。平成27年4月現在の大学病院やII群の大病院を含む全国DPC導入・準備病院1798病院の経営力を、集客力、効率性、提供体制、収益力の点から総合的に評価し、ランキングを付けたものである。この中で当院は全国順位22位と非常に高い評価を受けた。静岡県下では第1位であった。突然の発表には驚いたが、DPCデータを基にした独自の外部評価とも考えられるので、市民の安心と職員のモチベーションアップにもつながり、良い効果をもたらした。

⑩ 財務における現状と課題

⑴ 収支（決算）

開院後の決算の推移を表10に示す。

開院から4年間の平成25年度から、26年度、27年度、28年度を比較すると、総収益は127・4億円から163・9億円へ、また医業収益は111・1億円から147・4億円へ、共に、毎年、着実に増加している。一方総費用と医業費用も、患者数の増加とともに毎年増加しているが、その差である経常損失は赤字ではあるが、11・8億円、8・1億円、5・9億円、0・1億円と、これも着実に減少している。

平成28年度の収支が概ね収支均衡となったが、これには地方公営企業会計基準の改正が影響している。改正は、平成24年1月に公布され、平成26年度の予算・決算から適用することが決まったが、当院の場合は、平成25年の開院初年度より新地方公営企業会計基準等を早期適用して会計処理を行ってきた。しかしながら、繰入金に関する会計処理方法については、一部従前どおりに処理していた。会計処理を一体化するため、新公立病院改革プランの策定に合わせて平成28年度からは掛川市・袋井市からの負担金収入を長期前受金として処理し、固定資産の減価償却に合わせて順次収益化を行う処理に変更することとした。この結果、平成28年度決算にお

表10　医業・経常収益の推移

平成25〜28年度の総収益、総費用、医業損益、経常損益、EBITDA（医業損益＋減価償却費)、繰入金の基準額と実際の繰入額を示す。

単位:億円

	H25	H26	H27	H28
総収益	127.4	146.8	153.5	163.9
医業収益	111.1	136.6	144.6	147.4
総費用	139.2	155.8	159.5	163.9
医業費用	133.0	147.7	152	155.9
うち減価償却費	16.7	16.8	16.9	17.0
医業損益	▲21.8	▲11.1	▲7.4	▲8.5
経常損益	▲11.8	▲8.1	▲5.9	▲0.1

EBITDA **(医業損益＋減価償却費)**	▲5.1	5.6	9.5	8.5

繰入金の状況

繰入金基準額	7.7	17.9	17.8	17.8
実際の繰入額	7.7	15.0	15.0	15.0
差　　額	0	▲ 2.9	▲ 2.8	▲ 2.8

ける影響額（収益増）は7億5000万円程度に上り、経常損益は9000万円の赤字と概ね収支均衡という形に落ち着いた。

地方公営企業会計基準の改正を厳格に適用し、構成市からの基準内繰入金の処理を新会計基準に合わせることで、病院の財務状況と財務諸表とがより実態に近づいたものと考えている。

開院当初3年間の赤字は、初期投資による減価償却費（開院年度16・7億円、以後16・8〜17・0億円）の影響が大きい。これは新設病院の構造的要因に係る部分であり、当センターの場合、建物の建設費143億円（造成、保育園費も含む）と機器購入費等58億円の合計201億円の償却費である。しかし、減価償却費を除いたEBITDA（償却前医業損益：医業損益＋減価償却費）は開院2年目の平成26年度には5・6億円の黒字となり、平成27年度は9・5億円、平成28年度は8・5億円と黒字が続いており、医業本体の収支は非常に良好であると考えられる。

しかしながら開院後の財務の実態としては、平成26年度末時点の累積欠損金は20億円となり、10億円の債務超過、一時借入金残高4億円超と看過できない状況となった。この状況に至った原因は、次の2点である。

1点目は、開院当初から企業団として独立採算が重視され運転資金0で運営を開始したため、当初から一時借入金に頼った病院経営を行ったことである。ちなみに同じ年度に当院に続いて開院した、小野市民病院と三木市民病院の統合新病院である北播磨総合医療センターでは、開院時に土地の売却代金20億円を運転資金として用意し、さらに、初期投資分について約60億円を両市が肩代わりして、新病院の返済金額を軽減している。

平成26年度末の債務超過に関しては、同年度内に両市に状況を説明し、協議した結果、平成27年度に10億円の出資を受けることが決まり、一時的に債務超過と一時借入金による運営は解消された。自治体病院といえども、今後、ますます独立採算と自立経営が求められていくことになるが、開院当初においては、一定の運転資金が必要であろう。

2点目は、地方公営企業法の趣旨により交付可能な基準内繰入金の総額に両市は15億円のキャップを掛けており繰り入れ総額が設けられていることである。

実際、表10の下段に示すように、基準内繰入金の総額は平成26年度17・9億円、27年度と28年度は17・8億円であったが、上限である15億円との差2・8～2・9億円となっている。確かに総務省が定める繰入基準には明確な率や額が示されているのは限られた部分であり、具体的には自治体の判断に委ねられている。当院が算出している繰り出し金額が必ずしも正しいとは限らず、基準自体の曖昧さにも問題があると考えている。しかし、現在の診療報酬に対する国の姿勢をみると、今後、医業収入の増加は期待できず医業収入だけで巨額の債務を解消することは、極めて困難と予想される。

適正な公費負担は地域医療で不採算部門を担う自治体病院には必須であるので、今後も適切な経費負担の在り方について、両市とともに協議を進める必要がある。

(2) 経営努力の収入への貢献

経営努力がどれだけ収支に貢献したかを明示することは容易ではない。しかし、年度予算は前年診療実績額と予想患者数で計画することから、年度当初の予算額と決算額とを比較すればその概要は検証可能となる。

表11に予算額と決算額の差額の年度別の推移、及び1日当たりの入院患者数と入院診療単価及び1日当たりの外来患者数と外来診療単価の推移を示した。

1日当たりの入院診療単価と外来診療単価の予算値と決算値を比較すると、平成28年度の入院診療単価を除き、決算値はいずれも予算値を上回り、毎年、着実に増加している。平成28年度の入院診療単価の減少は診療報酬改定の影響と思われる。

予算と決算の差額の全体では、開院年度3900万円、2年目（平成26年度）2億7700万円、3年目（平成27年度予測）5億3400万円、4年目9400万円と、毎年、決算値は予算値を上回り、これまでに述べた経営努力による収入増が、収支を改善していると考えられる。

11 公立病院改革ガイドラインにおける当院の位置づけ

掛川・袋井の統合プロジェクトは、自治体病院の事業経営を管轄している総務省の平成19年12月24日付の総務省自治財政局長通知「公立病院改革ガイドライン」及び平成27年3月31日付同省自治財政局長通知「新公立病院改革ガイドライン」の核心部分を具体化したものであり、現在、国が2025年を目標に進めている医療福祉システムの地域医療構想や地域包括ケアシステムの根幹の内容を具現しているモデルと考えられる。

公立病院改革ガイドラインは平成21年度から5年間を標準とし、改革を実施したものである。その根幹は、経営の効率化、再編・ネットワーク化、経営形態の見直しの3点で、総務省は平成26年3月、公立病院

表11　予算額と決算額の差額、平成28年度まで

上段に平成25〜28年度の予算額と決算額及びその差額、中段に入院患者数と1日当たりの平均入院単価の予測と実数、下段に外来患者数と外来平均単価の予測と実数を示す。

（単位：百万円）

	予算額	決算額	差額（決算−予算）
平成25年度	11,073	11,112	39
平成26年度	13,382	13,659	277
平成27年度	13,927	14,461	534
平成28年度	14,648	14,742	94

1日あたり入院患者数（人）			
	予算	決算	増減
H25	393	395	2
H26	430	425	▲ 5
H27	430	428	▲ 2
H28	435	443	8

入院診療単価（円）			
	予算	決算	増減
H25	52,232	56,452	4,220
H26	56,994	58,416	1,422
H27	59,500	60,289	789
H28	61,500	59,377	▲ 2,123

1日当たり外来患者数（人）			
	予算	決算	増減
H25	1,300	1,171	▲ 129
H26	1,250	1,262	12
H27	1,230	1,283	53
H28	1,230	1,268	38

外来診療単価（円）			
	予算	決算	増減
H25	11,580	11,007	▲ 573
H26	11,493	12,019	526
H27	12,000	12,740	740
H28	12,800	13,144	344

（892病院〈640団体〉）の実施状況の概要を報告した。

それによると、再編・ネットワーク化に関わる取り組みについては、65ケース、162の病院（公立病院以外の病院等を含めると189施設）であった。その再編前と再編後のパターンを見ると、市町立、県立、関わる病院数、集約の形態においてさまざまであるが、約半数が同じ市内の病院で、その多くが市立病院の統廃合である。今回の中東遠総合医療センターの設立と同様、二つの異なる市民病院が統合して新たに設立した事例は、平成27年時点で、兵庫県の三木市民病院（323床）と小野市民病院（220床）との統合病院＝北播磨総合医療センター（平成25年10月1日開院、450床）と、愛知県の知多市民病院（300床）と東海市民病院（199床）との統合病院＝公立西知多総合病院（平成27年5月1日開院、468床）の二つである。

総務省報告の第一の点の経営の効率化については、経常収支黒字病院の割合は、平成20年29・7％、平成24年50・4％、平成26年46・4％で、経常収支比率は平成20年95・7％、平成25年100・8％、平成25年99・8％と改革プラン策定前と比較し大幅に改善しているが、平成26年度は平成25年度より、若干、低下している。なお、平成28年度の決算集計では、全国873公立病院のうち、61・7％に当たる539病院が赤字であったことが、平成28年1月、総務省から報告されている。前年度より3・3％増え、6年連続で拡大しており、診療報酬のマイナス改定や医薬品の価格上昇が影響したと考えられている。

経営形態の見直しに関しては、平成21年度から平成25年度までに見直しを実施した病院は227病院、平成26年度以降、さらに40病院の合計267病院が予定し、その結果、予定を含めた267病院のうち、地方独立行政法人化69病院、指定管理者制度導入21病院、民間譲渡16病院、診療所化34病院であった。

12 中東遠総合医療センター開院時及び開院後の新聞報道

今回の病院統合は地域の関心が高く期待も大きなプロジェクトであったので、開院前に多くの新聞報道がなされたが、開院後も当院に関連する多くの出来事や評論が新聞に報じられた。

5月1日の開院日、『静岡新聞』、『中日新聞』ともに新病院開院のテープカットの様子とスタッフ約1000人が総力を挙げて取り組んだ当日の患者搬送の状況を伝えた（図18）。

同じく開院当日、『静岡新聞』には、『掛川市と袋井市の統合新病院「中東遠総合医療センター」開院』とタイトルを打ち、最先端の地域医療充実への期待とともに、新院長の言葉として、「基幹病院として急性期医療を担う」と掲載されている（図37）。

『中日新聞』は、開院時、『病院統合、「地域医療、新たなステージ」』というタイトルで、5月8日「選択と集中、医師確保し健全運営」（図38）、5月9日「跡地の利用、福祉との連携拠点に」（図39）、5月10日「財政負担、新旧施設両立が課題」（図40）と統合新病院の課題を挙げ、3日間の特集記事を報じた。さらに、5月17日社説で、「中東遠新病院、診療実績挙げ存在感を」の表題で、異なる自治体同士の病院統合は全国初で注目度は高い。早急に経営を軌道に乗せ、医師不足や経営難に苦しむ全国自治体病院などの再編統合モデルになってほしい。まずは医師が勤めたいと思える病院にすることが大事だと、論じた。

開院のスタート直後は、診察から会計までの患者の流れに大きな混乱を起こしていた。この開院直後の混乱と落ち着きに関して、開院1カ月後の様子を、6月14日『静岡新聞』は、「入念なリハーサルを行ったものの開院直後は診察や検査、会計などの患者の流れに〝大渋滞〟が起こり混乱したが、徐々に落ち着き、病院職員一丸での土台づくりが進む」、と伝え、「限られた医師数で地域を支える『掛川・袋井モデル』の進化を全国に示してほしい」と期待を込めて報じた。

開院後3カ月が経過した8月2日、地元の郷土新聞は開院直後の混乱と改善を伝えるとともに、会計の混雑を課題として挙げた。しかし、その一方、患者数は順調な伸びを見せる、と報じている。

半年が経過した時点の11月15日、『中日新聞』は、「医療の質向上に力」の表題で、診療科が多く安心感、充実、「断らない救急」と診療内容を評価し、収支の安定化が課題と報じた。

1年後には、『静岡新聞』は、「地域をつなぐ、中東遠総合医療センター1年」という特集記事を掲載し、平成26年4月25日「救命救急センター強化、充実の態勢に安心感」のタイトルで、〝断らない〟救急医療体制の充実ぶりを伝え（図41）、翌26日には「医師増、診療の質確保　情報共有、連携さらに」の記事で、「働きがいのある病院」をめざす努力は医師数の増加に繋がっていると報じている（図42）。『中日新聞』も、平成26年5月15日「中東遠総合医療センター開院から1年」の表題で特集を組み、「医師確保、大学と連携、設備も充実」では大学との連携や医療機器が充実していることを、5月17日「救急医療　幅広い症状に即対応」では「断らない救急」による救急搬送の劇的な改善を、5月18日「地域医療　新旧で手厚いケア」では新病院を核に、高度医療から療養、介護まで、市民に切れ目のない医療サービスを提供する地域包括ケアシステムの仕組み作りについて、成果が上がっていることを報じている。

これらの経過を伝える記事は、いずれも客観的な報道とともに中東遠総合医療センターに関して好意的な評

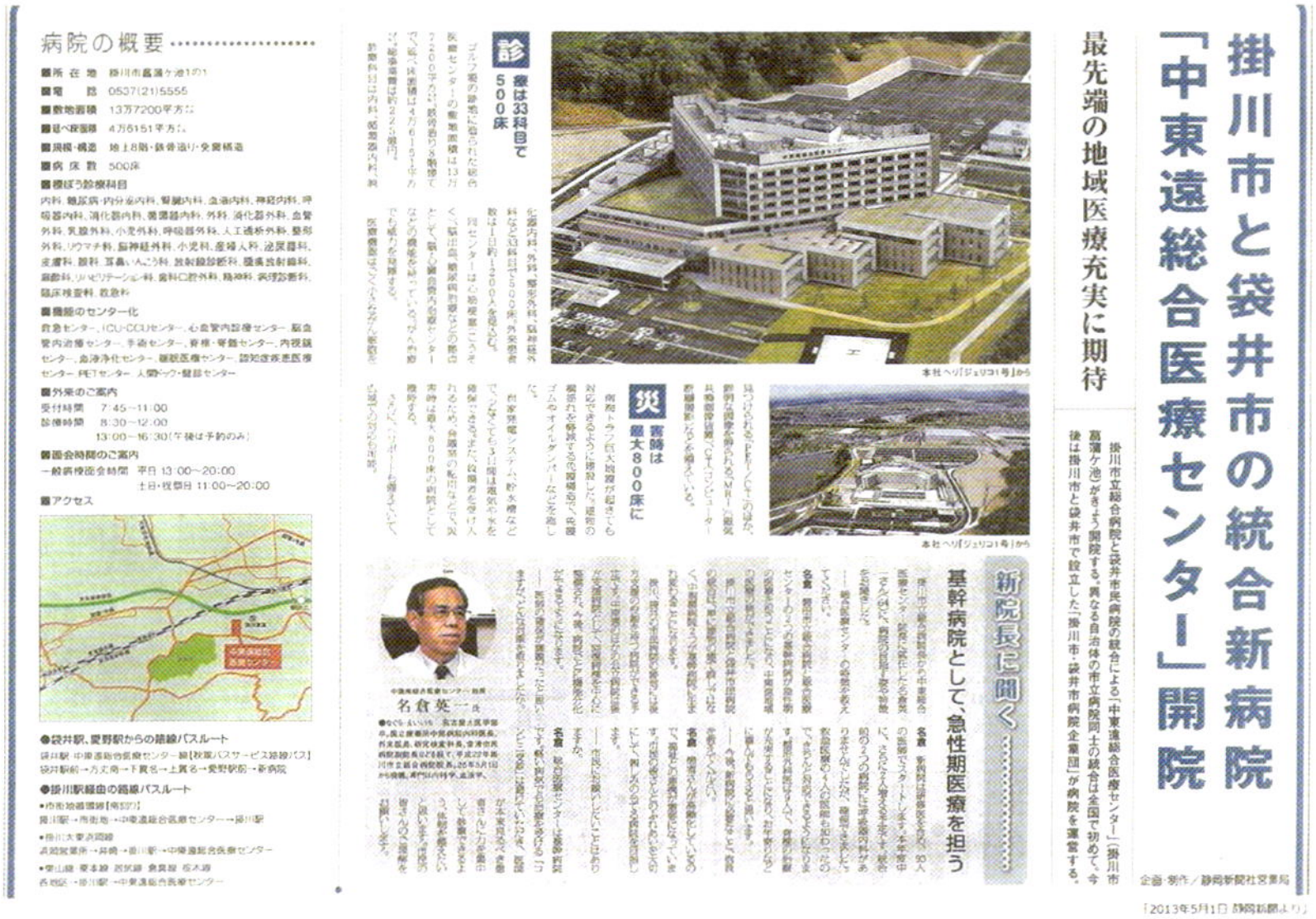
掛川市と袋井市の統合新病院
「中東遠総合医療センター」開院
最先端の地域医療充実に期待
掛川市立総合病院と袋井市民病院の統合による「中東遠総合医療センター」（掛川市菖蒲ケ池）がきょう開院する。異なる自治体の市立病院同士の統合は全国で初めて。今後は掛川市と袋井市で設立した「掛川市・袋井市病院企業団」が病院を運営する。
企画・制作／静岡新聞社営業局
新院長に聞く
基幹病院として、急性期医療を担う
診療は33科目で500床
災害時は最大800床に
病院の概要
所在地　掛川市菖蒲ケ池1の1
電話　0537(21)5555
敷地面積　13万7200平方㍍
外来のご案内
受付時間　7:45〜11:00
診療時間　8:30〜12:00
13:00〜16:30（午後は予約のみ）
面会時間のご案内
一般病棟面会時間　平日 13:00〜20:00
土日・祝祭日 11:00〜20:00
アクセス
「2013年5月1日 静岡新聞より」

図37　開院時『静岡新聞』

開院当日平成25年5月1日の『静岡新聞』に掲載。

平成25年5月8日
病院統合特集 -上- （中東遠総合医療センター）

病院統合。地域医療新たなステージ ■上■

中東遠の四十七万市民の期待を背に、掛川市菖蒲ケ池に一日、中東遠総合医療センターが開院した。全国で初めて互いの公立病院の統合を成し遂げた掛川、袋井両市。医師不足や赤字経営といった共通課題の解決に向け、大きく前進した。開院までの歩みを振り返り、今後の課題を探る。（河野貴子）

医師確保し健全運営

選択と集中

「もう、どこの自治体も病院を持つ時代ではない」。新病院開設に尽力した前浜松医大学長の故寺尾俊彦さんは生前、たびたび口にした。増え過ぎた公立病院を統合する「選択と集中」により、医師と設備を集約するべきだが持論だった。「中東遠地域の医師数は人口十万人当たり百十七人で、全国平均（二百六人）の半分程度」とも指摘。統合で医師の確保を図ろうと、新病院に期待を寄せた。

二〇〇四年度に始まった新臨床研修制度は、研修医が大都市や大病院に集中する事態を招いた。人手不足になった大学病院が派遣医師を引き揚げると、地方の公立病院は急速に医師不足に陥った。

診療体制の縮小は経営悪化を招く。〇六年度に掛川市立総合病院は三億千七百万円、袋井市民病院は六億三千九百万円の赤字を抱えた。ともに老朽化し、建て替え時期も迫っていた。

両市が〇六年にそれぞれ設置した病院のあり方検討委員会は、いずれも「統合」を提言。掛川は御前崎、菊川の二市を含めた統合を模索したが、両市とも加わらなかった。最終的には、掛川、袋井両市で〇七年十二月、新病院建設協議会をつくった。

最大の関門は建設地の選定だった。掛川が市立病院敷地を主張したのに対し、袋井は両市境付近でと譲らない。だが「住民にいい医療を提供したい」と双方の思いが歩み寄った。

総事業費は二百二十五億円。建設費などの負担割合は立地場所や人口規模からおおむね、掛川が六割、袋井が四割で落ち着いた。

新病院の診療科目は、掛川市立総合病院二十、袋井市民病院十九から三十三に充実。医師は九十三人で、当初目標に掲げた百人までもう少しだ。名倉英一院長は「運営に必要な医師数は確保できた。病院の評価が高まれば、医師は来る」と確保に自信をみせる。

市民の協力も欠かせない。新病院は基幹病院として高度医療を中心とする。市民の多くは専門医がいる総合病院にかかりたがるが、初期診療でかかりつけ医をもっと身近にしてもらう必要がある。

新病院建設事務組合で長年、統合に携わってきた村松謙さん(五七)は、仕事をやり遂げ、開院前日に自己都合で早期退職の道を選んだ。「建設場所の選定や医師の確保などで、駄目かと思うことが何度もあった」としみじみ。開業医や他病院との連携、早期の黒字化など新病院が取り組むべき課題は山積しているが、「職員一丸となって本当にいい病院にしてほしい」と切望している。

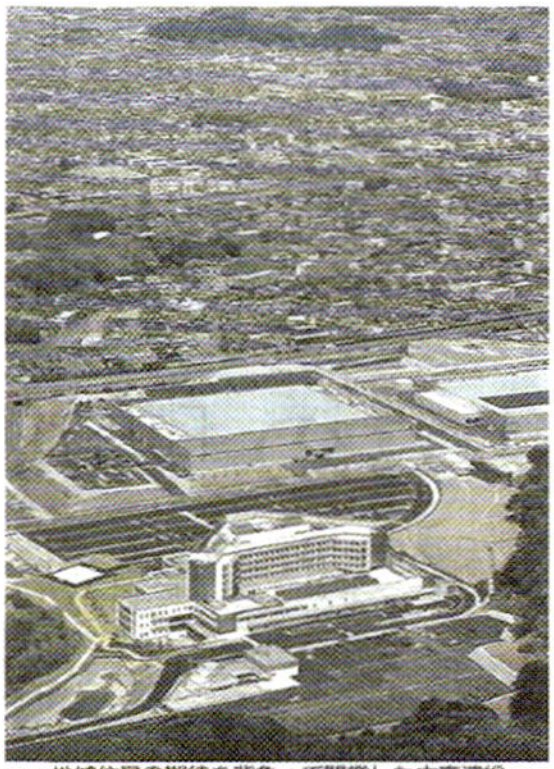

地域住民の期待を背負って開業した中東遠総合医療センター（手前）＝掛川市菖蒲ケ池で

中東遠総合医療センター開院までの流れ

2006年2月	袋井市の検討委員会設置
8月	掛川市の検討委員会設置
07年12月	「掛川市・袋井市新病院建設協議会」設置
08年12月	協議会が基本構想を策定
09年1月	両市で建設に関する協定書を締結
3月	掛川市土地開発公社が建設用地を取得
7月	「掛川市・袋井市新病院建設事務組合」設立
10年3月	建設基本計画策定
11年6月	敷地の造成工事が完了
7月	建設工事安全祈願祭
12月	名称が「中東遠総合医療センター」に決定
13年4月	掛川市・袋井市病院企業団設立
5月	開院

「2013年5月8日 中日新聞より」

図38　平成25年5月8日『中日新聞』

「選択と集中、医師確保し健全運営」

平成 25 年 5 月 9 日
病院統合特集 -中 （旧掛川市立総合病院）

病院統合

地域医療 新たなステージ

■中■

中東遠総合医療センターに再編統合され、五十四年間の歴史に幕を下ろした掛川市杉谷南の旧市立総合病院。その跡地八㌶では、医療・福祉の連携拠点となる「希望の丘」構想が進められている。

跡地の利用

福祉との連携拠点に

一刻を争う救急患者の確実な受け入れを使命とする新病院に対し、高度治療を終えた患者の受け皿として回復期を担う後方支援病院などを、旧病院跡地に設ける構想。中東遠地域の医療体制をより強固にしようという青写真が描かれている。

旧病院は一九八四年に現在地に移転・新築された。市は二〇〇〇～〇六年、老朽化した施設の建て替えを視野に入れて隣接地計一㌶を購入。新病院は投資を抑え、その土地に建設する計画だった。

ところが、時を同じくして掛川、袋井両市立病院の統合が取りざたされるようになった。〇九年には、地元自治区が跡地を医療や福祉などに活用するよう要望。構想は具体化に向けて動きだした。

構想によると、跡地には、後方支援病院として医療法人社団「綾和会《りょうわかい》」（浜松市南区）の療養型「掛川東病院（仮称）」が進出する。県立掛川地区特別支援学校や重症心身障害児（者）通所施設、特別養護老人ホーム、認可保育所なども一五年度までに業務を始める予定だ。

市は旧病院の一部を改築し、在宅医療・介護の支援拠点となる地域健康医療支援センター「ふくしあ」を開設する方針。障害児学童保育所、市緑茶予防医学・健康科学研究所も設ける。

松井三郎市長は「施設の利用者や住民が交流できる大学のキャンパスのようにしたい」と将来像を見据える。地元自治区も対策委員会を立ち上げるなど準備に入った。

しかし、跡地再開発による財政負担が市に重くのしかかる。旧病院に残された債務などは約三十二億円。これを十年から十五年かけて負担する計画だ。さらに、旧病院の解体撤去に五億円。跡地の道路整備、ふくしあ建設などにも計五億三千万円が見込まれている。

市担当者は「今、日本が抱える少子高齢化問題に関わる施設を集約する。財政負担が厳しいのは承知しているが、何としても成功させなければならない」と力を込める。

地域医療が成り立つには、病院と福祉施設の連携が欠かせないという。「希望の丘」という新たな〝まちづくり〟は、今後の地域医療の在り方を考える上でも注目される。

（冨田伸生）

「希望の丘」構想

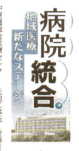

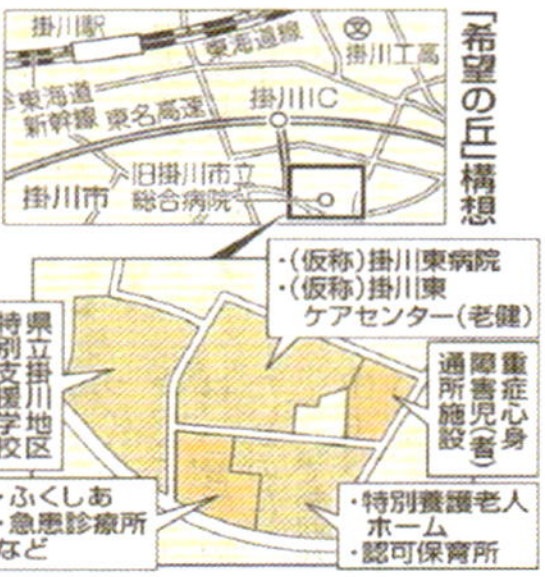

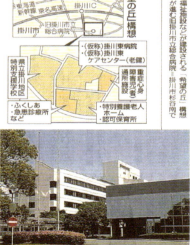

福祉施設などが建設される「希望の丘」構想が進む旧掛川市立総合病院＝掛川市杉谷南で

「2013年5月9日 中日新聞より」

図39 平成25年5月9日『中日新聞』

「跡地の利用、福祉との連携拠点に」

※この記事・写真等は、中日新聞社の許諾を得て転載しています。

平成 25 年 5 月 10 日
病院統合特集　-下-　（旧袋井市立袋井市民病院）

病院統合。
地域医療 新たなステージ
■下■

財政負担 新旧施設 両立が課題

三十四年間、地域医療を担ってきた旧袋井市民病院（袋井市久能）は改修後、住民の健康を支える総合拠点に整備される。六月には、中東遠総合医療センターの後方支援病院として新たな市立病院が開院。加えて二年後に保健、介護、福祉などの機能を集約した総合的なセンターが動き始める。体制充実の一方で、市は二つの病院を持つことになり、財政負担が懸念される。

旧病院施設に開院する聖隷袋井市民病院は、聖隷福祉事業団（浜松市中区）が指定管理者として運営。内科外来などを行い、段階的に一般、療養、リハビリの病棟を整えて最終的に二〇一六年春、計百五十床にして医師は十人程度を見込む。

新病院が高度医療を担当するのに対し、聖隷市民病院は軽症者を診療。新病院で急性期の治療を終えた患者を受け入れる。これら二つの病院のために、市が一三年度に計上した予算は十億四千万円。赤字経営だった旧病院に一二年度に投じた金額と比較して、さらに七千万円増えた。

十億四千万円の内訳は、聖隷市民病院の赤字補てん分二億円と、旧病院施設の運営費一億四千万円、新病院への補助金七億円。さらに別途、聖隷市民病院開設のための施設改修・増築費用六億五千万円がかかる。

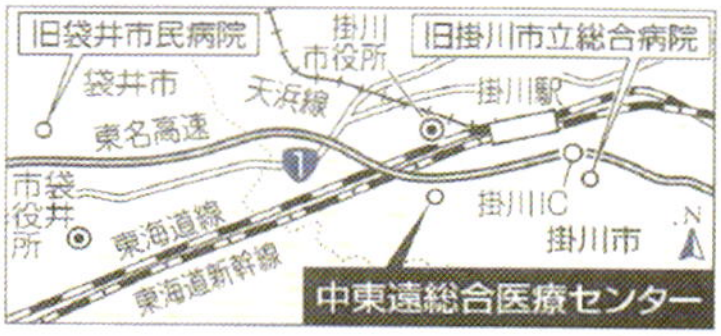

聖隷市民病院は、市の要請で収益性が高くない療養病床を開設することもあり、手厚い支援が用意された。

両病院の経営が順調だとしても、市の支出は今後、年間十億円ほどで推移すると予測される。支出をこの金額で抑えるためには「新病院がどれぐらい高度医療に集中できるかが重要だ」と市担当者は話す。

新病院の医師が軽症者の診療に、過度に時間を割かれることなく、高度医療に専念できれば経営効率が上がる。新病院と開業医、聖隷市民病院の役割分担が進めば、市民の医療環境も整う。

市民の意識改革も必要だ。昨年一年間の袋井消防本部の救急出動は六割が軽症者だった。軽症でも新病院などの総合病院に搬送されるため、医師の負担を重くする。救急車の適正利用を進めることも、新病院の経営効率アップに一役買うことになる。

国内初となる市立病院統合の成否とともに、掛川、袋井両市立病院の跡地利用も全国から注視されている。新しい地域医療を目指す取り組みは、安心して暮らせる環境づくりのため。その目的は医療機関も市民も同じだ。　（河野貴子）

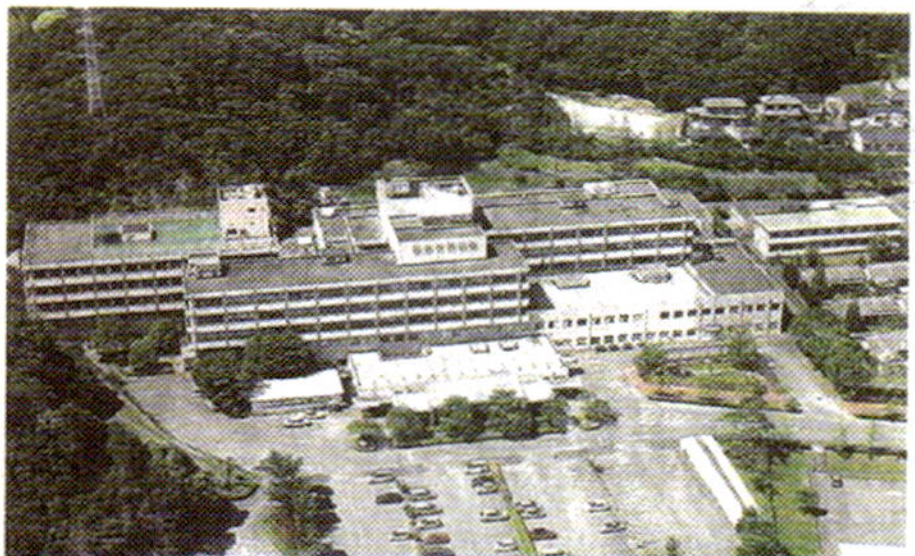
病院統合で開院した袋井市民病院＝袋井市久能で（本社ヘリ「まなづる」から）

「2013年5月10日 中日新聞より」

図40　平成25年５月10日『中日新聞』

「財政負担、新旧施設両立が課題」

平成26年4月25日
開院から1年　地域をつなぐ -上-

地域をつなぐ ＞上＜

中東遠総合医療センター 1年

救急救命センター強化

充実の態勢に安心感

掛川、袋井の両市立病院を再編統合した中東遠総合医療センターが5月1日に開院1周年を迎える。医師不足に悩む中東遠地域で難産の末に実現した、全国初の自治体病院合併。医療効率化と地域連携の成果と残る課題を検証する。

◇

「一分一秒を争う現場で、大きな安心感がある」。掛川市消防本部の萩田秀之消防長(58)は、新病院が強化した救急救命センターの充実ぶりに目を細める。救急専門医2人を含む医師5人をそろえた同センターは24時間365日の受け入れ態勢を整え、心筋梗塞と脳卒中、重症外傷の〝3大主要疾患〟に対応する機能を備えている。

救急車が現場で搬送先の病院を選定するまでにかかる時間は、開院前と比べて最新の統計で袋井消防が2分45秒、掛川消防も1分6秒短縮できた。萩田消防長は「全国的に見ても理想的と言える環境で、救命率向上につながっている」と手応えを示す。

同センターの時間外受診者は開院当初から旧2病院の合計より多く、救急車搬送の状況は昨年5月から今年3月まで5431人で、磐田市立総合病院を大きく上回った。

「断らない救急」が新病院の信条だが、全体の7割弱が軽症者と〝コンビニ受診〟が目立ち、意識啓発が課題。掛川市を中心に病院運営に協力する住民団体「f.a.n地域医療を育む会」の武田和子会長(62)は「若い母親に子供が熱を出した時の対処法を教えたり、新病院の高度医療を最大限生かすため、市民側からも協力したい」と意欲を示す。

また、受診者の住所地を見ると、1割以上が掛川、袋井両市以外。新病院は菊川市や御前崎市、森町などの公立病院の救急部門を補っている。今後は県計画での位置付けを高めるため、地元の医師会や行政に協力を求め、3次救急医療機関の指定を目指す方針。既に指定を受けている磐田市立総合病院との連携を強調した上で、名倉英一企業長兼院長(65)は「施設や医療機器、人員配置などの基準はクリア済みで、いい状態を維持するには1ランク上の財政支援が必要。磐田と二極で、中東遠を30分圏内でカバーする救急医療体制を確立したい」と目標を掲げる。

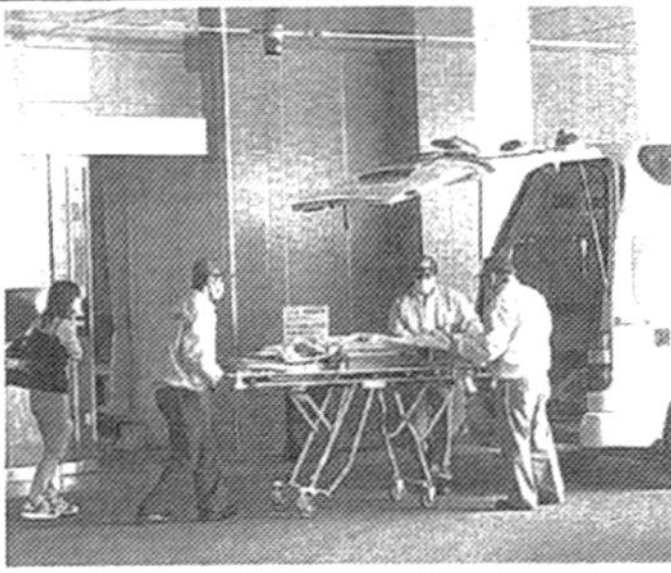

救急患者を搬送する消防隊員ら。態勢充実が救命率向上につながっている＝23日午後、掛川市菖蒲ケ池の中東遠総合医療センター

中東遠総合医療センター　2006年から約7年間の検討・協議を経て、掛川市立総合病院と袋井市民病院を再編統合し、13年5月1日に掛川市菖蒲ケ池で開院した。診療科目は33科で、病床数は500床。救急、心血管内治療、脳血管内治療など11の機能をそれぞれセンター化し、圏域の高度急性期医療の拠点になっている。

「平成26年4月25日 静岡新聞より」

図41　平成26年４月25日『静岡新聞』

「救急救命センター強化　充実の態勢に安心感」

平成26年4月26日
開院から1年　地域をつなぐ -下-

地域をつなぐ

中東遠総合医療センター　1年

＞下＜

情報共有、連携さらに

医師増、診療の質確保

集中治療室のベッドサイド。複数の診療科医師が立ち話で行う意見交換は、冷静沈着ながら次第に熱を帯びる。「院内の風通しが良く、全体に勢いがある」。今月から中東遠総合医療センターに着任した救急科部長の松島暁医師(35)は診療現場の雰囲気に手応えを感じている。

掛川、袋井両市はともに、統合前の旧市立病院で労働環境の悪化から医師流出を招いた苦い経験を持つ。新病院は最新鋭の医療機器をそろえ、93人の医師でスタートした。旧2病院の合計を上回る患者数と診療の質を確保し、若手医師が経験を積んで専門医資格を取得できる環境が整った。浜松市出身で血液内科の岡本修一医師(29)は「面倒見がいい先輩医師が多く、指導が行き届いている。自己研さんを積み、地域医療に貢献したい」と意欲を示す。

「働きがいのある病院」は好循環を生み、医師数は開院から1年間で104人まで増加した。「もう屋台骨が揺らぐことはない。研修医から生え抜きの人材が育ってくれば本物になる」と名倉英一企業長兼院長(65)は期待する。

新病院は在宅医療やリハビリ・療養型の後方支援病院など、地域医療をつなぐ要の役割も担う。病状の経過や治療記録を記した「連携パス」を活用し、医療機関間で情報共有を図る試みはまだ発展途上。加藤進小笠医師会長(62)は「新病院と開業医の連携をさらに強めることが大事。医療的な隙間を無くすため、双方とも努力が必要」と指摘する。

交通アクセスの充実には行政施策が不可欠。袋井市は新病院と市内全域を結ぶ3路線の自主運行バスを走らせている。増便を望む声があり、利用者の要求に対応して運行する「デマンド形態」への見直しを検討中。掛川市も新病院に隣接する東名高速道小笠パーキングエリアに救急車専用の出入り口を設置できないか、可能性を探っている。

松井三郎掛川市長(67)は「高齢者をはじめとする交通弱者対策を進める必要がある。袋井市とともに、周辺市町との広域連携で地域医療を充実させ、中東遠地域の総合的な魅力を高めたい」と意欲を示す。

(掛川支局・寺田拓馬、袋井支局・木村祐太が担当しました)

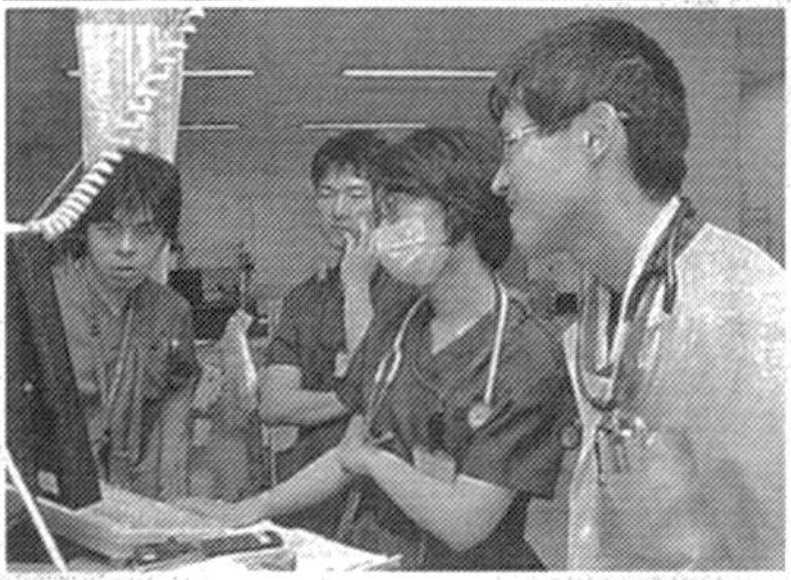

集中治療室のベッドサイドで診療状況について情報交換する医師ら＝23日午後、掛川市菖蒲ケ池の中東遠総合医療センター

掛川、袋井両市の旧病院利活用　掛川市は旧病院の本体部分を解体し、跡地に健康・医療・福祉の総合ゾーン「希望の丘」を整備中。介護老人保健施設や、地域健康医療支援センター「中部ふくしあ」、小笠掛川急患診療所などが2015年4月に開設予定。袋井市は旧病院の施設を利用して新病院の後方支援機能を担う「市立聖隷袋井市民病院」を開設し、運営を聖隷福祉事業団に委託した。現在、内科、脳神経外科、整形外科の診療を受け入れ、一般病床50床を備えている。

「2014年4月26日 静岡新聞より」

図42　平成26年4月26日『静岡新聞』
「医師増、診療の質確保　情報共有、連携さらに」

価をしている。

新聞報道では、その他、病院敷地内の植樹、車いすやベンチ、電気時計などの寄贈、病院ボランティアの活動、市民団体「f・a・n地域医療を育む会」による「ありがとうメッセージボード」の設置、静岡県看護協会による「高校生1日ナース体験」などの院内の出来事を伝えた。

これらの報道は地域の新病院に対する関心の高さを示すものと考えられる。

なお、「f・a・n地域医療を育む会」は静岡県掛川市を中心に活動している市民活動団体で、医療情勢が逼迫していた旧掛川病院時代から統合新病院へ継続して病院への支援活動をしている。

第VI章
今後の課題

1 地域医療構想と中東遠総合医療センターの役割

平成26（2014）年6月、厚生労働省から「地域における医療及び介護の総合的な確保を推進するための関係法律の整備等に関する法律」（いわゆる医療・介護総合確保推進法）が公示され、効率的かつ質の高い医療提供体制の構築と地域包括ケアシステムの構築が求められることとなった。医療に関しては、都道府県に対し2025年の医療需要と病床の必要量を推計し、医療提供体制を実現できる地域医療構想の策定が義務づけられている。その中で医療機能は、各診療圏において、高度急性期・急性期・回復期・慢性期に区分され、それぞれ病床数が決められることになっている。

中東遠医療圏46万人に対する診療体制は、500床を有する当院と磐田病院との二つの基幹病院が主に高度急性期と急性期医療を担い、三つの公立病院（菊川病院、御前崎病院、森町病院）が地域の1〜2次医療に加え、後方的性格の医療を担当する。掛川病院と袋井病院の統合により、中東遠全体としてバランスのよい医療体制が整い、病院群の再編・ネットワーク化のモデルが誕生したと考えられる（図9、図10）。

静岡県の地域医療構想においても、この点は機能面で盛り込まれているが、機能別病床数の設定には課題があった。厚労省の考え方は、高度急性期は医療機関所在地ベース、すなわち、中東遠で言えば、中東遠医療圏と浜松を中心とする西部医療圏の医療機関で、急性期・回復期・慢性期は患者所在地ベースで、すなわち、中東遠医療圏で行うというものである。また、当初、高度急性期、急性期、回復期、慢性期の区分は明確ではなかったが、医療行為の出来高点数により区分される考え方が示され、３０００点以上が高度急性期、急性期６００点以上、回復期１７５点以上、慢性期１７５点未満で区分されている。

２０２５年の推計値は、平成25（２０１３）年度のデータが基となっており、中東遠診療圏の高度急性期病床予測値は患者所在地ベースで３５６床、医療機関所在地ベースで２５６床と設定され、１００床分は他の圏域へ流出と予測されていた。しかしながら、平成25年度に中東遠総合医療センターが開院し、その後の３年間で状況は大きく変わってきている。中東遠医療圏の高度急性期病床数は、開院後、毎年増加し、既に２０２５年の予測値を超えている（図43）。中東遠総合医療センターにおける平成26年度から平成28年度までの３年間の患者をＤＰＣ分析ソフトにより、高度急性期・急性期・回復期・慢性期に区分してみると、明らかに当院の高度急性期の患者は増加している（図44）。現時点では高度急性期は医療機関所在地ベースが採用される見込みであるが、今後の診療報酬改定では、急性期医療の入院基本料が細分化されることも予想されるので、適正な病床配分がなされないと医療資源の適性配置や医療施設の経営に悪影響を与えることも懸念される。上述した実績値を勘案した正確な患者数予測に基づく適切な見直しが求められる。

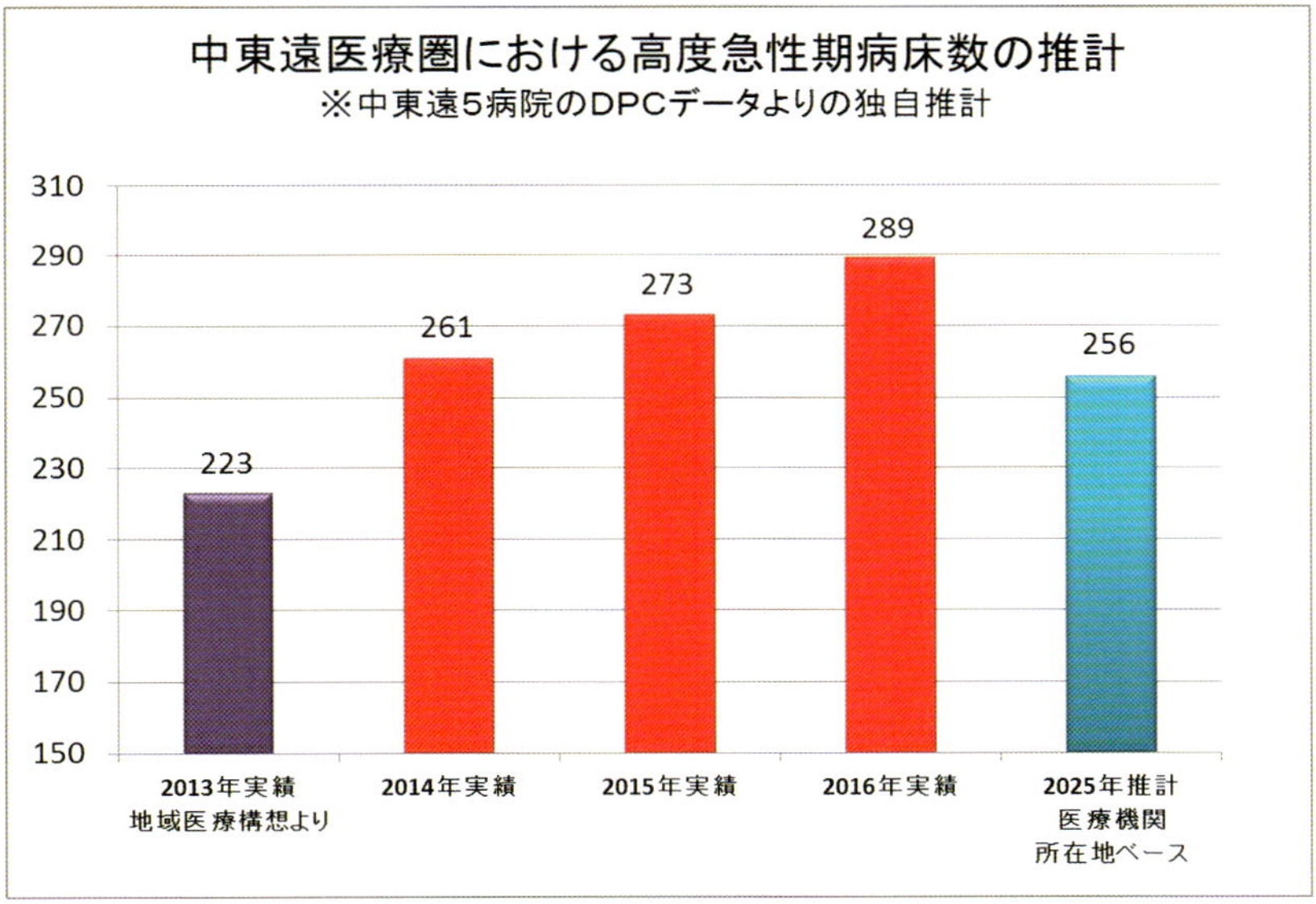

図43　中東遠医療圏における高度急性期病床数の推計

中東遠医療圏における高度急性期病床数の2013〜2016年の実績と2025年の医療機関所在地ベースの推計値を示す。

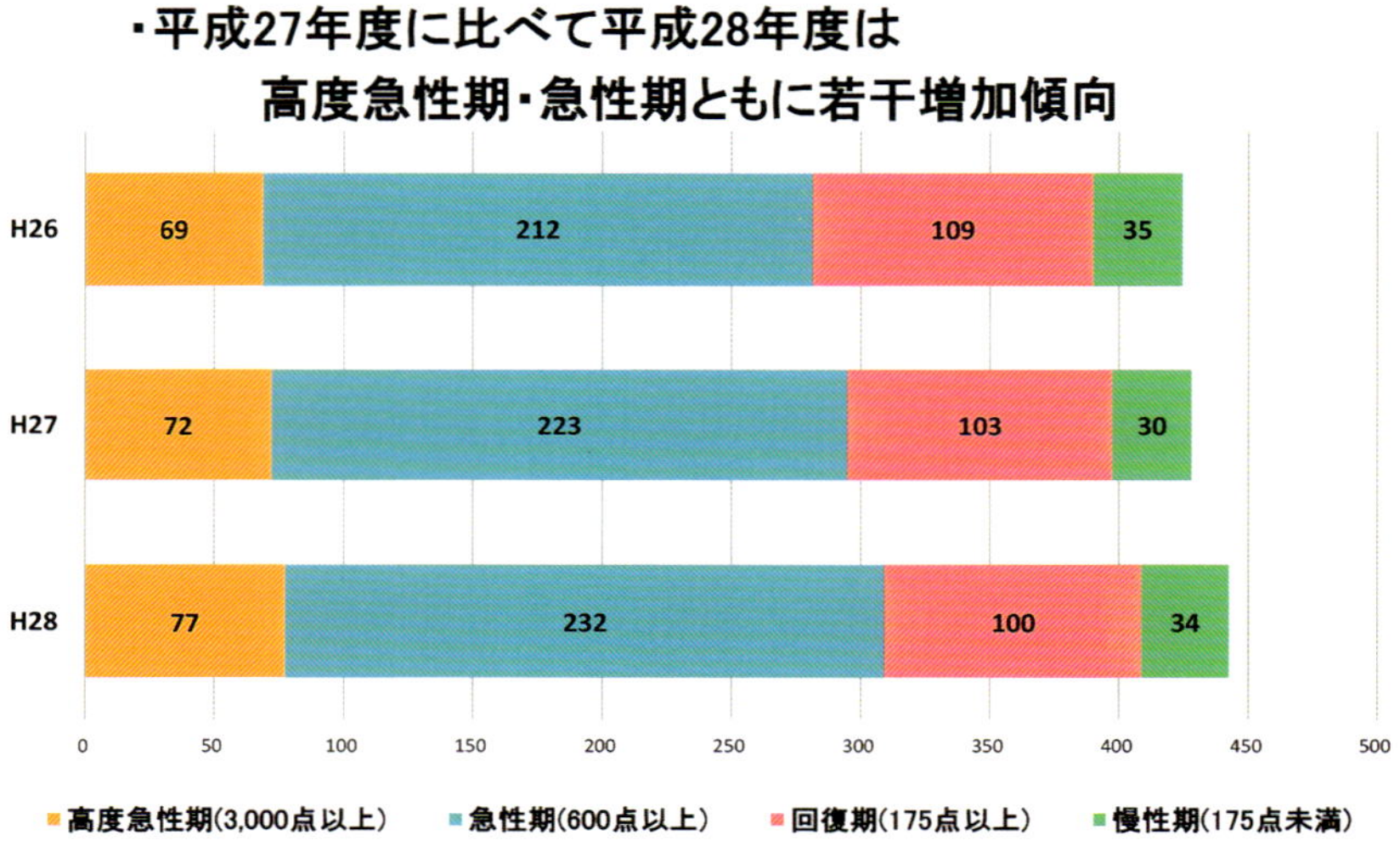

図44　中東遠総合医療センターの病床機能区分数の推移

中東遠総合医療センターの平成26～28年度の病床機能区分数の推移を示す。

2 2035年の中東遠診療圏の人口と疾病の予測

現在ベビーブーム世代が75歳以上の後期高齢者となる2025年問題が論議されている。2019年5月には年号も改元されるが2040年までの中東遠医療圏における人口と疾病構造を予測した。

なお、入院患者数と外来患者数推計方法は、国立社会保障・人口問題研究所が推計する「中東遠医療圏内の男女別・年齢階級別人口」に、厚生労働省が実施する患者調査「静岡県の男女別・年齢別疾病分類別の受診率（入院・外来）」の値を乗じて算出した。

(1) 2040年までの人口動態の予測

我が国の人口は2008（平成20）年にピークに達し、その後減少に転じ、2015（平成27）年を100とすると2035年の人口比率は88・6％で、65歳以上の高齢者33・4％、75歳以上は20・0％と予測されている。表12に示すように中東遠医療圏における人口の推移も同様で、2035年は2015年の88・4％

表12　中東遠医療圏の将来人口予測

中東遠医療圏の2010～2015年までの総人口数と2020～2040年までの総人口の予測数を示す。

（単位：千人）

区　分		2010	2015	2020	2025	2030	2035	2040
総人口計		**471.0**	**464.1**	**454.9**	**442.9**	**428.5**	**412.3**	**393.7**
内訳	0～14歳	66.9	64.1	59.5	54.2	49.6	46.6	44.2
	15～64歳	300.8	279.2	262.4	250.3	239.0	226.2	207.8
	65～74歳	50.1	61.7	67.2	59.8	53.3	51.1	55.2
	75歳～	53.2	59.1	65.8	78.6	86.6	88.4	86.5
（65歳以上高齢化率）		21.9%	26.0%	29.2%	31.2%	32.6%	33.8%	36.0%
（75歳以上高齢化率）		11.3%	12.7%	14.5%	17.7%	20.2%	21.4%	22.0%

※国立社会保障・人口問題研究所「男女・年齢（5歳）階級別データ」、「日本の地域別将来推計人口」（平成25年3月推計）より

となり、65歳以上の高齢者33・8％、75歳以上は21・4％と予測されている。

⑵ 2035年までの中東遠医療圏の入院患者数と外来患者数の予測

総人口は減少するが、高齢者が増加するため、表13に示すように、入院患者数は増加するが、外来患者数は、ほぼ横ばいである。

入院患者数については、2015（平成27）年の4117人から増加を続け、2030年にほぼピークの4809人に達し、2035年は4806人とほぼ同程度に推移し、以後、減少に転ずる。掛川市・袋井市も同様の傾向だが、2030年以後も増加し、ピークは2035年である（表13）。

しかしながら、外来患者数は、ピークが入院患者数より早く、中東遠医療圏では2025年、その中で掛川市・袋井市は2030年にピークを迎え、全体としてはほぼ横ばいと予測されている（表13）。

⑶ 2040年までの中東遠医療圏の疾病別入院患者数の予測

厚生労働省の「疾病、傷害及び死因の統計分類」による疾病群ごとに2040年までの入院患者数を予測し、表14に示した。

入院患者数で多いのは、循環器系の疾患、精神及び行動の障害、新生物、損傷・中毒及びその他の外因の影響、神経系の疾患、呼吸器系の疾患、筋骨格系及び結合組織の疾患、消化器系の疾患、腎尿路生殖器系の疾患、内分泌・栄養及び代謝疾患の順である。上位三つの疾患群で全体の約50％、上位五つで約70％を占める。

表13　中東遠医療圏の将来患者数予測

上段のＡに中東遠医療圏及び掛川市・袋井市の入院患者の2015年の実数と2020～2040年の予測患者数、下段のＢに外来患者の2015年の実数と2020～2040年の予測患者数を示す。

A. 入院患者数

（単位：人）

	2015	2020	2025	2030	2035	2040
中東遠医療圏(増加率)	4,117	4,344(5.5%)	4,637(12.0%)	**4,809(14.9%)**	4,806(14.3%)	4,713(12.4%)
掛川市＋袋井市(増加率)	1,715	1,815(5.8%)	1,949(12.9%)	2,043(16.8%)	**2,068(17.3%)**	2,051(16.2%)

B. 外来患者数

	2015	2020	2025	2030	2035	2040
中東遠医療圏(増加率)	23,745	24,140(1.7%)	**24,287(2.2%)**	24,170(1.7%)	23,688(-0.2%)	23,058(-2.9%)
掛川市＋袋井市(増加率)	10,058	10,297(2.4%)	10,444(3.7%)	**10,490(4.1%)**	10,393(3.2%)	10,215(1.5%)

※人口問題研究所「男女・年齢（５歳）階級別データ」に、政府統計一覧129-2、129-3「受療率（人口10万対），性・年齢階級×傷病大分類×入院－外来・都道府県別」の静岡県男女別年齢別受療率を乗じて作成

表14　中東遠医療圏の疾病別の将来入院患者数予測

中東遠医療圏の循環器系、精神系、新生物、損傷等、神経系、呼吸器系、筋骨格系、消化器系、腎尿路生殖器系、内分泌・栄養系、妊娠・分娩系、周産期、その他に区分した中東遠医療圏の疾患別入院患者数の2015年の実数と2020～2040年の予測患者数を示す。

（単位：人）

	2015	2020	2025	2030	2035	2040
循環器系の疾患(高血圧性疾患、虚血性心疾患、脳梗塞、その他の脳血管疾患など)	873	944	1,046	1,110	**1,121 (+28%)**	1,104
精神及び行動の障害(血管性及び詳細不明の認知症、統合失調症など)	768	786	794	**797 (+4%)**	785	761
新生物(悪性新生物)	476	500	518	**527 (+11%)**	523	514
損傷，中毒及びその他の外因の影響(骨折など)	425	454	497	523	**526 (+23%)**	518
神経系の疾患(アルツハイマー病など)	330	350	377	**390 (+18%)**	389	381
呼吸器系の疾患(肺炎、慢性閉塞性肺疾患、喘息など)	240	261	293	312	**314 (+31%)**	309
筋骨格系及び結合組織の疾患(関節症、脊柱障害など)	202	216	234	245	**246 (+22%)**	242
消化器系の疾患(肝疾患など)	198	209	221	**228 (+15%)**	227	223
腎尿路生殖器系の疾患(慢性腎不全など)	155	165	176	**183 (+18%)**	**183 (+18%)**	181
内分泌，栄養及び代謝疾患(糖尿病、高脂血症など)	94	101	110	116	**117 (+24%)**	115
妊娠，分娩及び産じょく(分娩、流産、浮腫、蛋白尿など)	**59**	52	48	47	**45 (−24%)**	43
周産期に発生した病態	**26**	23	21	20	**19 (−27%)**	18
その他	272	143	147	**149 (+6%)**	148	145
計	4,117	4,344	4,637	**4809 (+17%)**	4,806	4,713

※　2015年以降で最多の患者数と、(　)に2015年からの増減率を太字で示す。

※人口問題研究所「男女・年齢（5歳）階級別データ」に、政府統計一覧129-2、129-3「受療率（人口10万対)，性・年齢階級×傷病大分類×入院－外来・都道府県別」の静岡県男女別年齢別受療率を乗じて作成

時間経過とともにほとんどの疾患群で入院患者数が増加し、そのピークは２０３０〜２０３５年である。２０１５（平成27）年と比較し、数が多い疾患群で増加する割合が大きいのは、呼吸器系の疾患（31％）、循環器系の疾患（28％）、内分泌・栄養及び代謝疾患（24％）などで、減少する疾病群は、妊娠・分娩及び産じょく（-24％）と周産期に発生した病態（-27％）である。すなわち、高齢者の罹患率が高い循環器系、呼吸器系、内分泌代謝が増加し、少子化に伴い周産期系疾患は減少が予測される。

以上のような人口と疾病構造の変化に対し、高度急性期〜急性期医療を担う中東遠総合医療センターとしての医師の適切な配置が望まれる。

３ 情報通信技術 Information and Communication Technology（ICT）

医療提供体制の構築とともに、今後の地域包括ケアシステムを支え、市民に対し継続した医療の提供を行うためには、在宅を担う地域医師会と急性期・慢性期病院との緊密な連携が必要であり、そのためにはＩＣＴを活用した地域の医療福祉関連施設のネットワーク化が必須である。

２０１８（平成30）年現在、静岡県内で運用されているＩＣＴは、病病連携を主たる目的とする「ふじのくにねっと」、在宅医療に関する「静岡県在宅医療・介護連携情報システム」、浜医が新たに開発した「地域連携システム（netPDI）」、オンラインで他施設から検査予約、診療予約ができる「地域医療連携サービス」の四つのシステムが稼働している。当院は「ふじのくにねっと」が平成25年度末に稼働し、病院間で診療情報（検査データ、処方、画像等）を共有し中東遠医療圏の急性期5病院すべてを含む15病院が患者情報を開示し１５７施設（診療所、薬局、訪問看護ステーション）が情報を共有する参照施設となっている。

「ふじのくにねっと」の課題は、第一に参照施設が少ないこと。第二に、参照できる診療情報に制限がある病院や、参照可能な時間を制限している病院があること、第三は、運営費用の問題である。「ふじのくにねっと」は、県の補助金により導入されたが、毎年の保守費と使用料、今後予想されるサーバーの更新費用などの確保は今後の課題である。

さらに、「ふじのくにねっと」「静岡県在宅医療・介護連携情報システム」「地域連携システム（netPDI）」の三つのシステム機能が「SS-MIX」を基本としていることから、非常に似通っているが、互換性がなく情報を共有できない。また、管理・運営主体がそれぞれ異なるがために、一つの病院で二つのシステムを導入しているもしくは導入を検討しているのが実情である。その結果として、システム導入費用と保守費用の増加、参加施設の分散化、さらに各々の医療施設に関係性の深いシステムを選択するという矛盾した構造となっている。

カバーする地域や関連の医療福祉施設での理解と目標を共有すると共に、国もしくは県の施策として、地域包括ケアシステムを支えられる統一化されたシステムの構築が望まれる。

あとがき

掛川市立総合病院と袋井市立袋井市民病院との統合は我が国初の歴史的出来事でした。このプロジェクトは隣接する中規模公立病院の医療資源を集約し500床の基幹病院として生まれ変わるのに加えて急性期病床の適正化も図るという時代を先取りした事業でした。そうした一大課題に関与出来たことを心から光栄に思います。

平成22年4月1日、私は統合新病院の院長予定者として掛川市立総合病院院長に着任しました。院長業務を遂行しながら、3年間、新病院の開設準備に旧両病院のスタッフとともに数多くの議論と検討を重ね幾多の困難も乗り越え、平成25年5月1日、新病院の開院を実現することができました。

開院前には多くの懸念や不安がありましたが、開院後は医療の質の向上・健全経営の確立・臨床研修機能の充実という三点を病院運営の基本に掲げ、毎年、病院全体と部署ごとに具体的な到達目標の下に運営しました。その結果スタッフの熱意と献身的な努力により毎年、目標を達成しほぼ順調に推移し、次のような成果をあげることができました。5年の短期転帰ですがこの統合プロジェクトは大成功と言えると思います。

【開院時及び1年目】

1　医師と7対1の看護が可能な看護師等を確保して許可病床500床で開院できた。

2　災害拠点病院に指定された。
3　開院時に救急科を増設できたことから地域の救急医療が劇的に改善された。
4　開院直後、多くの混乱は見られたが次第に収まり、入院患者数は3カ月で病床利用率80％を超え、以後、順調に増加した。

【開院2年目】

5　DPC機能評価係数Ⅱが開院年0・0308から0・0637と一気に向上し、全国一般病院1406病院中108位となった。
6　総合入院体制加算の届け出を行った。

【開院3年目以降】

7　開院以降の実績を基に開院3年目に救命救急センターの指定を受けた。
8　『日経ビジネス』6月号掲載の「病院経営力ランキング」で全国のDPC導入病院1798病院中22位に序された。
9　日本医療機能評価機構の評価を受審し、高評価で認定された。
10　人間ドック・健診センターが「人間ドック健診研修施設」に認定された。
11　DPC機能評価係数Ⅱが全国順位20位まで上がった。
12　開院4年目に地域医療支援病院に認定された。

統合の大きな目標であった医師数の確保も順調で、開院時と平成28年4月を比較すると、常勤医師は80名から99名へ、研修医は8名から19名へと増加し、他の看護師、医療技術員、事務系も増加しました。しかし、診療科によっては依然として医師は不足しており、医療の質を向上するためには、更なる医師の確保が必要と思われます。

とりわけ救急部門は平成29年度になり、救急科の医師が減少し苦しい状況となっています。日々目の回るような忙しさの救急部門の医師、コメディカルのスタッフのストレスの高さと労働は過酷を極めており、救急救命医だけでなく、関わる研修医や診療科の医師の心身の疲弊を防ぎ、救急医療を持続可能なものにするには労働条件の改善（医師数の大幅な増員）などによる医師の確保が、依然として大きな課題であることが改めて強く認識されます。

私が在任中に関わった高額医療機器導入に関しては、開院時のPET-CT設置と開院4年目の手術支援ロボット〝ダ・ヴィンチ〟導入が挙げられます。これらについては、さまざまな議論がなされましたが、これからの医療の質を保つために必要不可欠と判断し導入を決定しました。事実、手術実績も上がってきており、判断は正しかったと確信しています。

しかし、概ね順調であるとはいえ、細部に目を凝らすと現状では安定していない部署や業務も認められました。部署間の連携、各部署のスタッフの研修、さらに病院経営に精通した職員の育成など改善の余地は山積しており、スタッフが一丸となって努力を継続することが必要と感じられました。

思い起こせば平成21年12月、今回の病院統合プロジェクトの総括者・松尾清一名大病院長（当時、現名大総長）から直接、私に責任者に委嘱したいと申し入れられました。

当時、常滑市民病院の副院長として中規模病院における医師確保や経営の難しさについては経験していたので一大事業になることは即座に予測でき、自治体病院が生き残るためのやむを得ない選択であることも了解できたので熟慮の末受諾しました。

一旦引き受けた以上は、如何なる困難があっても成功させなくてはとの強い思いを抱きました。人口減が進行し、医療や福祉だけではなく地域そのものが崩壊し始めたわが国の医療供給体制の存続のためにも成功裏にという一念でした。

また、今回の統合の経緯は今後の資料としてぜひとも記録に残しておく必要があると考えました。幸い、巻末の資料に示したように、多くの関心を集めた我が国初のプロジェクトということで、各方面からの取材や依頼原稿があり、セレモニー的なイベントを含め記録に残すことができました。

今回の記録はより深部の全体のグランドデザイン、統合新築計画案、建設と引っ越し、統合新病院の運営、病院職員の意識改革などの舞台裏をところどころ開示しながら、改めて見直し、時系列で全体像を記したものです。

病院統廃合は、今後も人口動態、医療情勢の変化に応じて考慮すべき重要な選択肢の一つと考えられます。この記録が、今後の病院統合や病院運営の一助になれば幸甚です。

最後に改めて、今回の統合プロジェクトを成功に導いたすべてのスタッフと関係者に深甚なる謝意を表します。

また、本書の出版に際し、資料作成に協力いただいた中東遠総合医療センター経営企画室のスタッフ、出版社の選定と執筆内容に多くの助言をいただいた畏友粥川裕平医師（名古屋工業大学名誉教授）に心から感謝する次第です。

稿を終えるにあたり、中東遠総合医療センターのさらなる発展と中東遠地域の皆様の健康増進を心より祈念しています。

名倉英一

平成30年7月吉日

資料一覧

No.	タイトル	雑誌・書籍名等	巻	号	ページ	年
1	「新聞（メディア）に伝えられた新病院開院までの軌跡」	当院ホームページ※			1〜40	平成25年
2	病院紹介「掛川市・袋井市病院企業団立　中東遠総合医療センター」	『全国自治体病院協議会雑誌』	53	4	469〜474	平成26年
3	「掛川・袋井　統合新病院　開院後一年間の歩み」	当院ホームページ※			1〜40	平成26年
4	「ちょっと拝見」	『大塚薬報』（大塚製薬工場）		699	18〜21	平成26年
5	「すべての人に質の高い医療を提供し、愛され、信頼される病院を目指して」	月刊『公営企業』（地方財務協会）		11月号	2	平成26年
6	「病院統合は『業務見直し』『医療のあるべき姿を考える』チャンスでもある」	「週刊メディ・ウォッチ」（GHC社）		7月号		平成27年
7	「中東遠総合医療センターの現況と課題　掛川市立総合病院と袋井市立袋井市民病院との統合新病院」	『病院』（医学書院）	74	9	653〜659	平成27年

8	「統合新病院『中東遠総合医療センター』の成り立ちと経営戦略」	井上貴裕編著『戦略的病院経営マネジメント　財務分析・管理会計』（清文社）			160〜185	平成28年
9	「地域に高水準医療を提供」	『浜松情報』（浜情出版）		534	24〜26	平成28年
10	特集　2035年に生き残る病院組織論「静岡県中東遠医療圏における中東遠総合医療センターの果たすべき役割」	『病院』（医学書院）	76	3	212〜217	平成29年
11	「我が国で初めて2つの市民病院が統合した新病院、掛川市・袋井市病院企業団立中東遠総合医療センター――開院前旧病院の運営状況及び開院後3年間の歩みと経営戦略」	井上貴裕編著『成功する病院経営［戦略とマネジメント］』（ロギカ書房）			275〜299	平成29年

※病院ホームページ掲載予定。

その他

1	「病院経営力ランキング」	『日経ビジネス』		1793	34〜35	平成27年

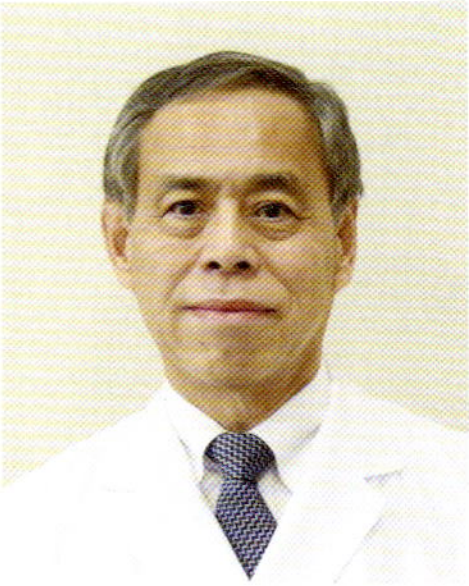

名倉　英一（なぐら　えいいち）

【履歴】

昭和50年３月　名古屋大学医学部卒業
同　　年４月　大垣市民病院研修医
昭和51年４月　安城更生病院内科医員
昭和52年11月　財団法人癌研究会癌化学療法センター臨床部医員
　　　　　　　兼付属病院化学療法科医員
昭和55年７月　愛知県職員病院内科医員
昭和57年１月　佐賀医科大学内科学文部教官助手
昭和58年６月　国立療養所中部病院内科医員
昭和60年６月　　　　同内科医長昇任
平成２年８月　　　　同外来医長（併任）
平成８年４月　　　　同研究検査科長（併任）
平成16年３月　常滑市民病院副院長
平成22年４月　掛川市立総合病院院長
平成25年４月　掛川市・袋井市病院企業団企業長
同　　年５月　掛川市・袋井市病院企業団立中東遠総合医療センター院長
平成29年３月　掛川市・袋井市病院企業団立中東遠総合医療センター企業長兼院長退任
同　　年４月　同顧問兼人間ドック・健診センター長兼血液内科診療部長
平成30年３月　同退職
同　　年８月　同名誉院長

【学会役員認定医等】

日本骨髄腫学会名誉会員、日本血液学会功労会員・専門医・指導医、日本がん治療認定医機構暫定教育医、日本内科学会認定医、日本老年医学会専門医・指導医・代議員、日本人間ドック学会指導医・専門医、日本医師会認定産業医

【その他】

第39回（平成26年度）日本骨髄腫学会学術集会長
13th International Myeloma Workshop (IMW) 2013 Kyoto vice president
藤田保健衛生大学医学部客員教授（平成19年４月～）

わが国初の二つの市民病院統合の軌跡
―中東遠総合医療センターの誕生と地域包括医療福祉体制の構築―

2018年7月30日　初版第1刷発行

著　者　名倉英一
発行者　中田典昭
発行所　東京図書出版
発売元　株式会社 リフレ出版
〒113-0021　東京都文京区本駒込 3-10-4
電話（03)3823-9171　FAX 0120-41-8080
印　刷　株式会社 ブレイン

ISBN978-4-86641-160-6 C0036
Printed in Japan 2018

ご意見、ご感想をお寄せ下さい。

［宛先］〒113-0021　東京都文京区本駒込 3-10-4
東京図書出版